Martin Wockenfuß

Haare schneiden

15 Herren-, Damen- und Kinderhaarschnitte
zum Selbermachen

In Zusammenarbeit mit Monika Bückmann

SÜDWEST

Lizenzausgabe für Südwest Verlag in der
Econ Ullstein List Verlag GmbH & Co. KG,
München 2000

Grafisches Konzept: Daniela Ellerbrook
Gestaltung: Merle Kersten / Kristin Pötschke
Cover: Sabine Thürnau
Fotos: Andrea Flak (Steps), Ralf Tooten (Portrait)
Printed in Germany
Lektorat: Sigrid Rahlfes / Claudia Lardon

ISBN 3-517-06255-3

Der Umwelt zuliebe auf chlorfrei gebleichtem Papier gedruckt.

Laß mich lange, lange den Duft deines Haares einatmen,

mein ganzes Gesicht hineintauchen, wie ein Dürstender ins Wasser einer Quelle,

und es in meiner Hand schwenken, wie ein duftendes Taschentuch,

um Erinnerungen in die Luft zu schütteln.

Charles Baudelaire, Eine Welt in deinem Haar

Ein Buch für Ihren Kopf

Liebe Leserin, lieber Leser,

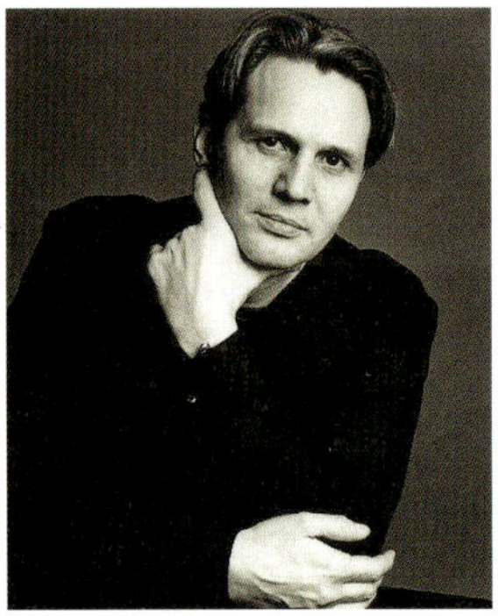

herzlichen Glückwunsch zu Ihrem Entschluß, das Haareschneiden zu erlernen. Sie werden viel Spaß dabei haben, mit Haaren kreativ umzugehen – das kann ich Ihnen jetzt schon versprechen. Einige von Ihnen haben wahrscheinlich schon einmal mit einer Haarschneideschere gearbeitet, haben Verwandten oder Freunden die Haare geschnitten. Auch Sie werden von diesem Arbeitsbuch profitieren, denn hier können Sie Ihre Schnitt-Technik verbessern und erweitern.

Das Friseurhandwerk ist ein solides Handwerk, keine Geheimwissenschaft – auch wenn viele meiner Kollegen das gern so hätten. Einfache, systematisch aufgebaute Schnitte sind auch von Laien hervorragend auszuführen. Deshalb habe ich fünfzehn zeitlose Frauen-, Männer- und Kinderhaarschnitte ausgewählt, die ich Ihnen anhand von detaillierten Fotos erklären und zeigen werde.

Natürlich sind meine Kollegen und ich Profis – wir haben drei Jahre und mehr gelernt, sind Tag für Tag dabei und informieren uns ständig über die neuesten Trends. Aber wenn es um eine klassisch lange, mittellange oder kurze Frisur geht, ums Spitzenschneiden oder darum, Konturen oder den

Pony nachzuschneiden und so den nächsten Friseurbesuch hinauszuschieben, dann sind Sie mit diesem Arbeitsbuch richtig bedient. Sparen Sie Zeit und Geld, indem Sie selbst Kamm und Schere in die Hand nehmen – und mir Schritt für Schritt durch dieses Buch folgen.

Wir beginnen mit den zehn Schritten zum perfekten Schnitt, dann üben Sie die richtige Scherenhaltung und suchen ab Seite 14 den passenden Schnitt aus. Egal, für welche Frisur Sie sich entscheiden – ich rate Ihnen, zunächst auch die anderen Schnitte zu studieren. Sie bekommen dadurch von vornherein ein Gefühl für die Sache. Wenn Sie schon ein bißchen Übung haben, werden Sie feststellen, daß die Schnitte variabel sind. Sie können z. B. auch einem Kind eine Frisur mit langem Deckhaar schneiden und orientieren sich dazu an der entsprechenden Damenfrisur (Schnitt 6).

Wer Haare liebt – und das sollte ein Friseur –, der hilft seinen Kunden dabei, ihr Haar ebenfalls zu mögen und das Beste daraus zu machen. Damit Sie sich dieser Aufgabe gewachsen fühlen, haben wir in diesem Ratgeber außerdem noch Tips und Rezepte rund ums Haar zusammengestellt. Denn das Ziel sollte immer sein, ein Gefühl von Wohlbehagen und Vertrauen zu vermitteln. Die Frisur soll das Selbstvertrauen stärken.

Ihr

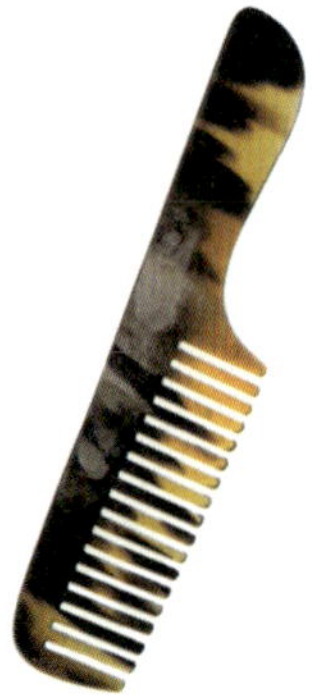
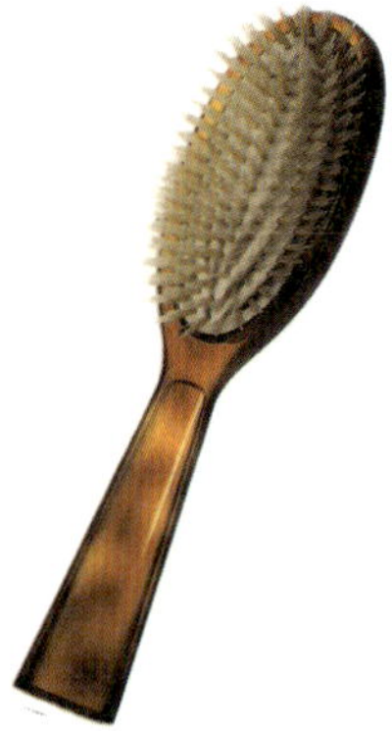

Inhalt

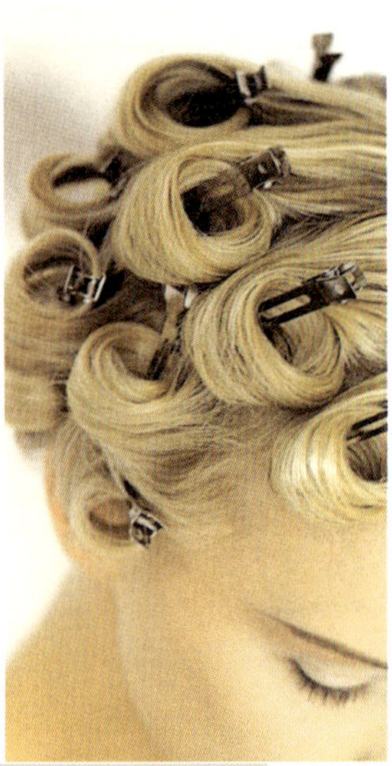
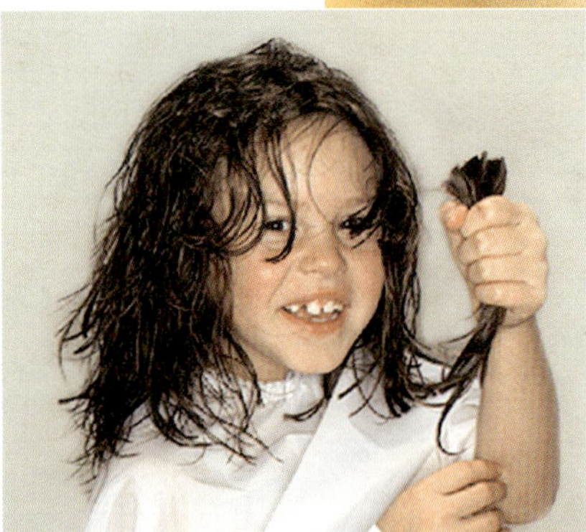

HAARE SCHNEIDEN

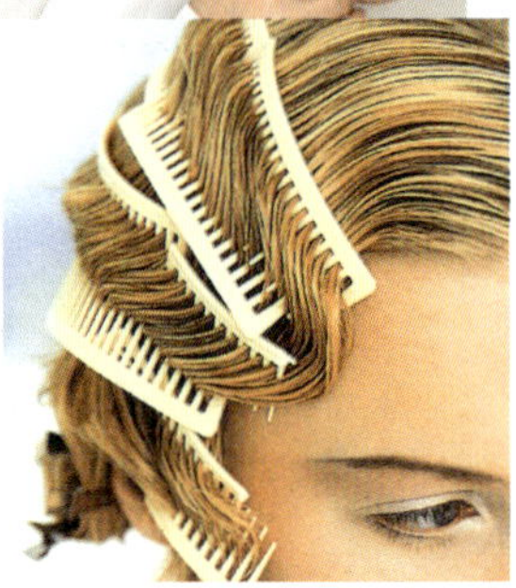

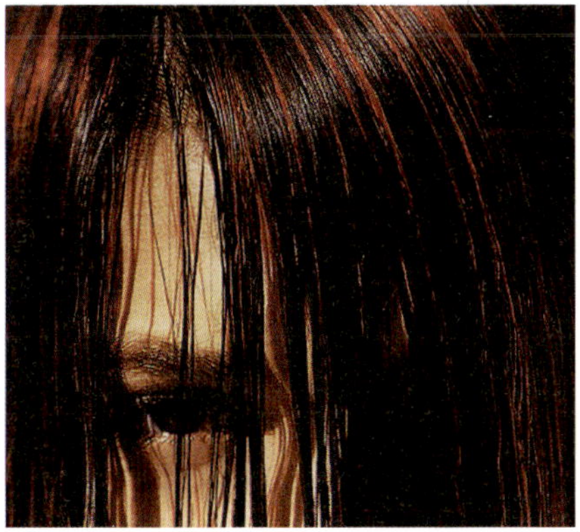

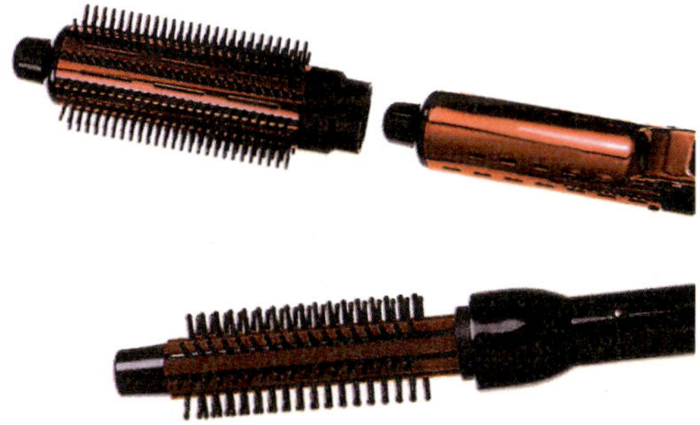

RUND UMS HAAR:

PFLEGE, FARBE, WISSENSWERTES

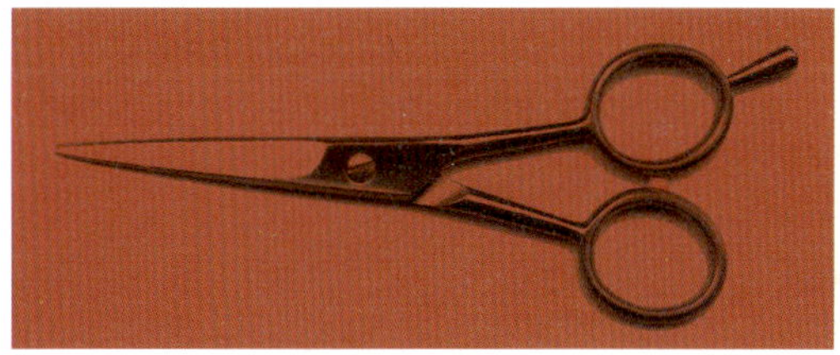

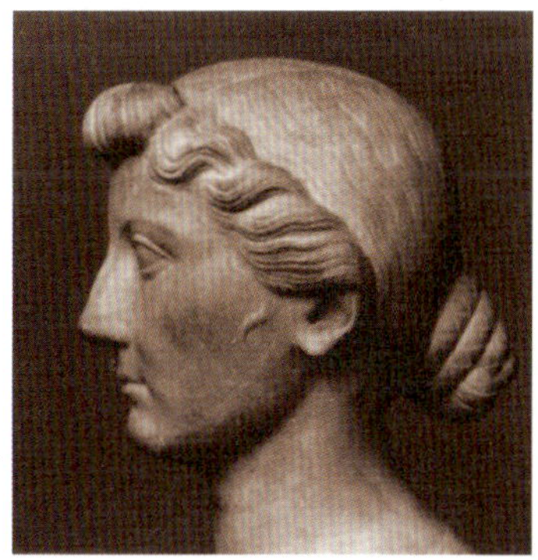

HAARE SCHNEIDEN

Das richtige Handwerkszeug

Jeder Figaro ist auch beim Styling ein Individualist: Ob er Ihnen Rundbürsten ins Haar dreht oder es während des Fönens schlicht mit den Händen verwirbelt, ist sein persönlicher Stil. Lassen Sie sich aber auf jeden Fall von ihm zeigen, wie Sie Ihre Frisur zu Hause selber in den Griff bekommen. Hier ist das Handwerkszeug, das Sie zu Hause für den Schnitt und das anschließende Styling brauchen:

Die Schere

Jeder Friseur hütet seine Schere wie einen Schatz. Niemals würde er auch nur einen Nähfaden oder etwa Papier damit durchschneiden. Denn das könnte die Schärfe der Schere beeinträchtigen, und der Haarschnitt wird nicht mehr perfekt gelingen. Ihre persönliche Profi-Schere sollten Sie genauso rücksichtsvoll behandeln. Sie können gern mit einer preiswerten **Einsteigerschere** beginnen. Auf die Dauer sollten Sie jedoch in eine hochwertige Friseurschere investieren, die ca. 100 DM oder mehr kostet.

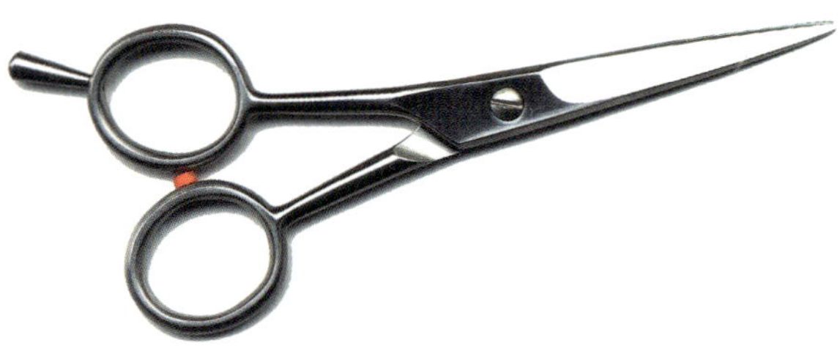

Mein Profi-Tip:

Eine Haarschere ist wirklich nur fürs Haareschneiden gedacht. Andernfalls wird sie schnell stumpf und damit unbrauchbar.

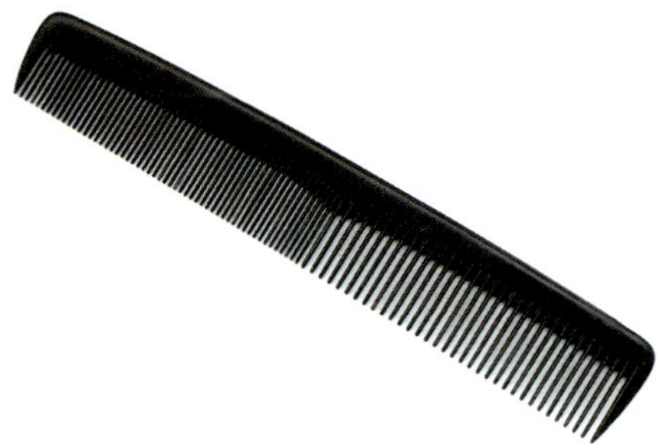

Der Kamm

Um als Selfmade-Friseur beim Schnitt, Trocknen und Stylen erfolgreich zu sein, brauchen Sie außer der Schere noch einen **breitzinkigen Kamm** zum Durchkämmen der Haare nach dem Waschen. Für dichte Naturkrause oder Dauerwellen sollten die Zinken sehr weit auseinanderstehen.

Achten Sie beim Kauf darauf, daß die Zinken vorne abgerundet sind (am besten mit dem Daumen prüfen) und keine scharfe Mittelnaht haben, weil das die Haare schädigt. Steht „gesägt" oder „handgesägt" auf dem Kamm, ist die Qualität auf jeden Fall gut.

Gut geeignet ist ein Allzweckkamm, mit dem Sie hervorragend Partien abteilen können, wenn es ans Haareschneiden geht. Die mit dem Kamm abgeteilten Haarpartien halten Sie dann mit **Clipsen** fest.

Die Bürste

Die Bürste zum Frisieren und Entwirren kann Holz-, Metall- oder Kunststoffborsten haben. Hauptsache, ihre Enden verletzen die Kopfhaut nicht (Test: mit der Bürste über den Handrücken fahren; sie ist haartauglich, wenn man keine Kratzspuren sieht).

Mit der **Rund- oder Halbrundbürste** werden die Haare auf Volumen und Spannung gefönt. Für dichtes, langes, lockiges Haar ist die **Skelettbürste** am schonendsten, da ihr Bürstenkopf luftdurchlässig ist und die Borsten sehr weit auseinanderstehen.

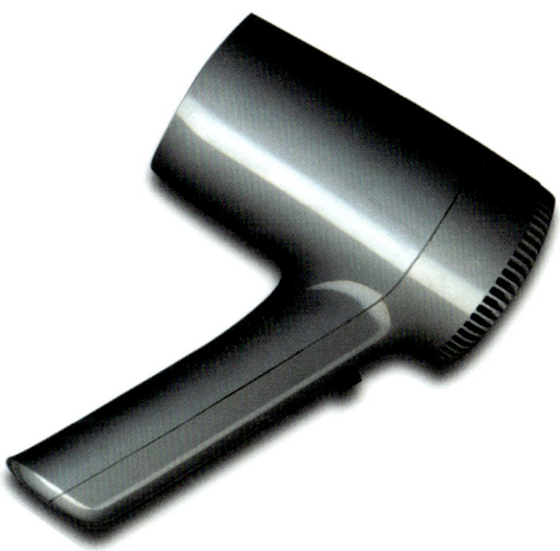

Der Fön

Beim Kauf sollten Sie auf folgende Dinge achten: Ist er der Richtige für meine Frisur? Denn neben einer normalen Föndüse gibt es noch weitere zum Aufstecken. Sie bauschen das Haar während des Fönens auf, kämmen oder bürsten es in jede Richtung, oder sie trocknen es nur mit heißer Luft und ohne Wind. Auch wenn man keine großen Stylingansprüche an den Fön stellt, sollte man prüfen, ob er gut in der Hand liegt. Profi-Föne z.B. sind recht schwer und powern mit bis zu 1800 Watt. Für den Laien reichen Leichtgewichte mit 1000-1200 Watt völlig aus. Für die Reise empfiehlt sich eine superleichte Variante, die zusammenklappbar ist.

Für welches Modell Sie sich auch entscheiden: Es sollte von 230 auf 120 Volt umschaltbar sein. Außerdem sollte man die Fönhitze regulieren können; Luxusausführungen verfügen über mehrere Heiz- und Lüfterstufen.

Mein Profi-Tip:

Kämme und Bürsten mindestens einmal wöchentlich in Shampoo oder Feinwaschmittel reinigen. Bürsten einige Male schwenken, Kämme mit der Nagelbürste bearbeiten.

Die zehn Schritte zum Goldenen Schnitt

Ändert sich im Leben etwas Grundlegendes – eine Beziehung wird beendet, das Abitur ist bestanden, man findet eine neue Liebe oder einen neuen Job –, so hat das vielfach einen entscheidenden Schnitt zur Folge. Bei Frauen fällt oft die lange Mähne, ein gewagter Kurzhaarschnitt signalisiert auch optisch den Neuanfang.

Wer radikal von lang auf kurz umsteigt, muß Mut haben. Langes Haar eignet sich hervorragend zum Verstecken von Emotionen und zum Flirten. Außerdem lassen sich kleine Mängel wie z. B. eine große Nase gut dahinter verbergen. Kurze Haare signalisieren Durchsetzungsvermögen und Selbstbewußtsein – man zeigt sein Gesicht und den Hals. Viele Frisurvariationen gibt es bei kurzen Frauenhaaren nicht mehr, dafür aber einen schönen Rahmen für ausgefallene Ohrringe und Halsketten.

Ein Schnitt von lang auf kurz erfordert allerdings den Profi, denn da kann ein Laie jede Menge falsch machen. An alles andere, von lang zu ein bißchen kürzer oder von kurz zu ganz kurz, können Sie sich mit den Anleitungen in diesem Buch herantrauen. Dabei sind ein paar Dinge zu beachten:

1 Üben Sie den richtigen Scherengriff vorher „trocken" – wie unsere Fotos und der Text auf S. 12 ff. zeigen und erklären. Nur dann können Sie ohne Muskelverspannungen schneiden.

2 Die Haare nach dem Waschen gut im Handtuch ausdrücken.

3 Bei langem Haar sollte der Oberkörper frei von dicken Pullis und ähnlichem sein, man kann dann exakter schneiden. Am besten trägt Ihr „Kunde" nur ein enges T-Shirt oder ein schulterfreies Top, es sitzt glatter als ein Handtuch.

4 Die feuchten Haare aus verschiedenen Richtungen durchkämmen. Das übt den Umgang mit dem Haar. Spielerisch ein paar Haarpartien abteilen und festclipsen. Für dickere Haare müssen die Abteilungen feiner sein als bei dünnem Haar, damit die zuvor geschnittene Linie noch durchscheint. Schließlich das Haar glatt nach hinten kämmen.

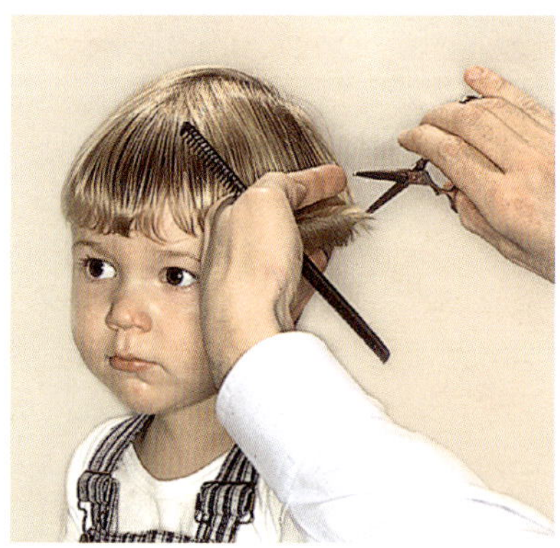

5 Beobachten, wo der Scheitel von selbst auseinanderfällt, und ihn dort akkurat ziehen. (Vgl. dazu Tip)

6 Entsprechend der jeweiligen Frisur Partien abteilen. Die übrigen Haare festclipsen.

7 Haare nach Anleitung halten und beherzt schneiden. Aber: weniger ist mehr, solange Sie noch keine Übung haben.

8 Werden die Haare zu trocken, mit der Wassersprühflasche wieder anfeuchten. Für störrisches Haar einen Eßlöffel Conditioner ins Wasser geben und gut schütteln.

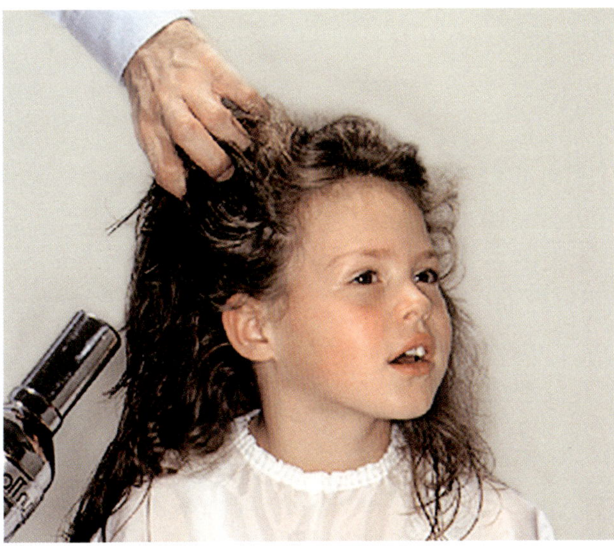

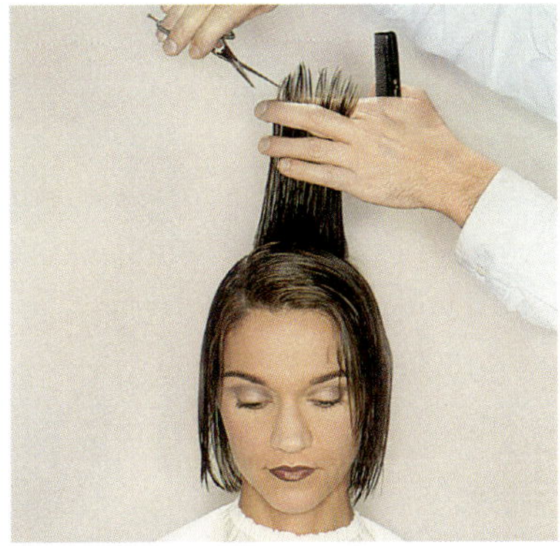

9 Bei Kindern zügig arbeiten, sonst werden sie zappelig.

10 Generell gilt: nicht zu heiß fönen. Feines und zu trockenes Haar sollten Sie im „Schongang" fönen.

Mein Profi-Tip:

Gehen Sie nicht zu sehr auf den Scheitel ein. Es sollte immer möglich sein, ihn zu verändern – ob gewollt oder durch einen Windstoß.

Vom richtigen Umgang mit der Schere

Natürlich hatten Sie schon eine Menge Scheren in der Hand. Aber wenn Sie Haare schneiden wollen, dann müssen Sie jetzt ein bißchen umdenken. Denn die superpräzise, scharfe und spitze Friseurschere erfordert eine ganz andere Hand- und Fingerhaltung. Sie erkennen es an unseren Fotos. Bevor Sie sich an Haare wagen, sollten Sie darum auch erst einmal üben.

Die Haltung der Schere

1 Fangen Sie vor jedem Haarschnitt gleich an: Legen Sie die Schere vor sich hin. Die Spitze der Schere sollte immer nach links zeigen. Bei Linkshändern ist es natürlich genau andersherum. So ist sicher, daß Sie auf jeden Fall die richtige Seite benutzen.

2 Der rechte Daumen wird in das untere Fingerloch gesteckt und der Ringfinger – nicht wie üblich der Mittelfinger – in die obere Öffnung.

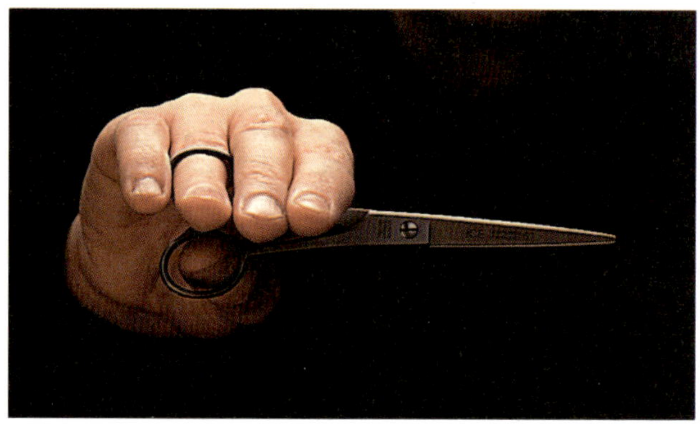

3 Zeige- und Mittelfinger liegen auf dem oberen Steg der Schere. Diese Finger sorgen für einen festen Halt, da vor allem der Daumen die Scherenblätter bewegt.

So üben Sie das Schneiden

1 Nun halten Sie die Schere gerade vor sich. Um das Schneiden zu üben, kommt jetzt Ihre linke Hand zu Hilfe. Sie nähert sich der geschlossenen Schere von unten, der Zeigefinger der linken Hand stützt das untere Scherenblatt ab.

2 Jetzt öffnen und schließen Sie die Schere nur mit dem Daumen. Dabei soll sich nur das oben liegende Scherenblatt bewegen. Nach einiger Zeit das Ganze ohne stützenden Zeigefinger üben.

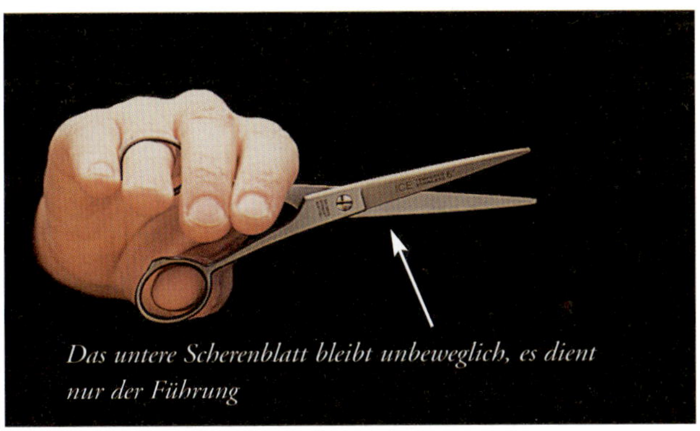

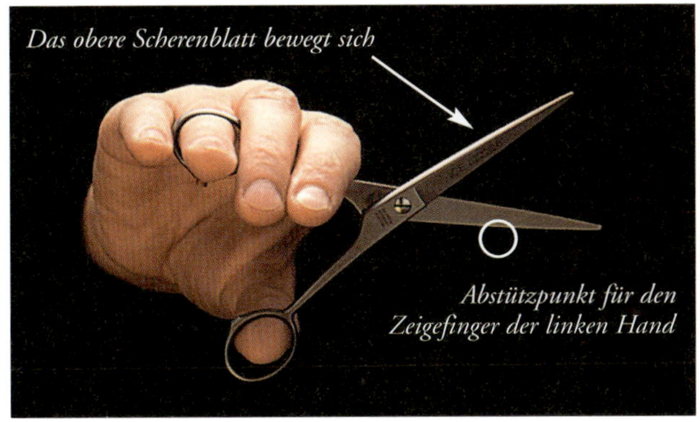

3 Machen Sie diese Übung jedesmal vor dem Schneiden und halten Sie Hand und Handgelenk dabei so locker wie möglich.

4 Zwischendurch immer mal wieder die Hand ausschütteln und im Gelenk hin- und herdrehen, damit Sie keinen Krampf bekommen.

5 Üben sollten Sie vor dem Schneiden auch den gleichzeitigen Umgang mit Kamm und Schere, damit der Kamm Ihnen nicht immer im Weg ist. Sie können ihn in der Scherenhand halten oder in der anderen Hand, wenn Sie die Haarpartien zum Schneiden glattziehen. Oder Sie legen ihn einfach auf der Schulter Ihres „Kunden" ab.

Denken Sie daran: Auch Friseure müssen den Umgang mit Schere und Kamm erst einmal lernen.

Die Schnitte

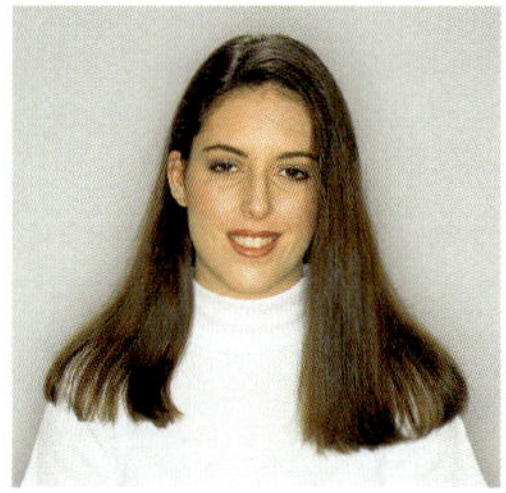

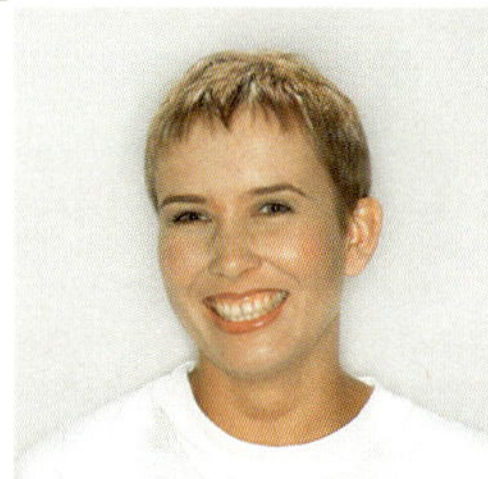

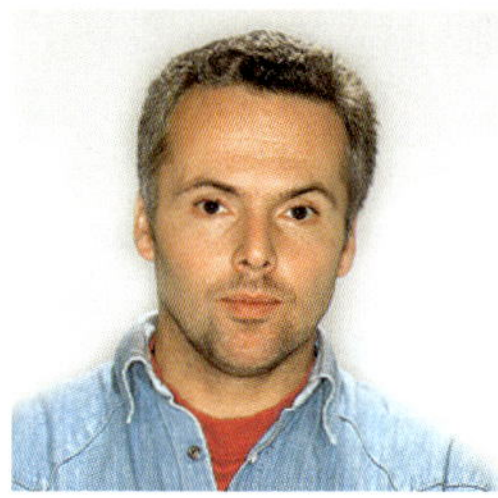

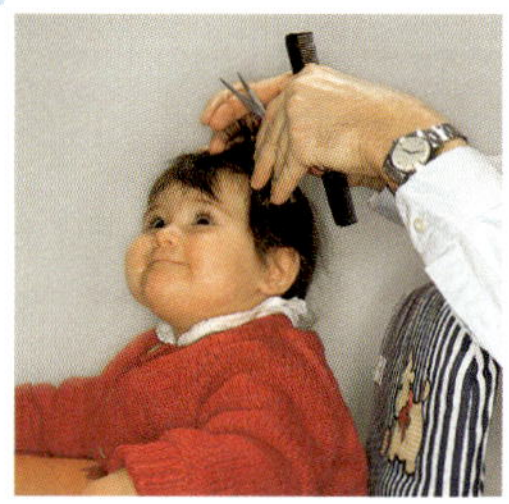

Übung: Das Partien abteilen

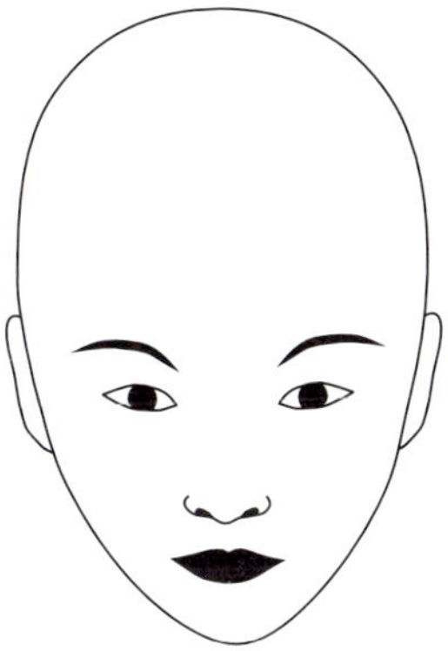

Egal, für welchen Schnitt Sie sich entscheiden – unterteilen Sie zur Übung den Kopf in vier Hauptbereiche, um so ein Gefühl für die Kopfform zu bekommen: Die Nasenspitze bildet den Orientierungspunkt für den **Mittelscheitel**, der von vorn über die Kopfmitte nach hinten verläuft. Der **zweite Hauptscheitel** verläuft von Ohrspitze zu Ohrspitze. Den Punkt, an dem sich beide Scheitel treffen, nennen wir den **obersten Scheitelpunkt**.

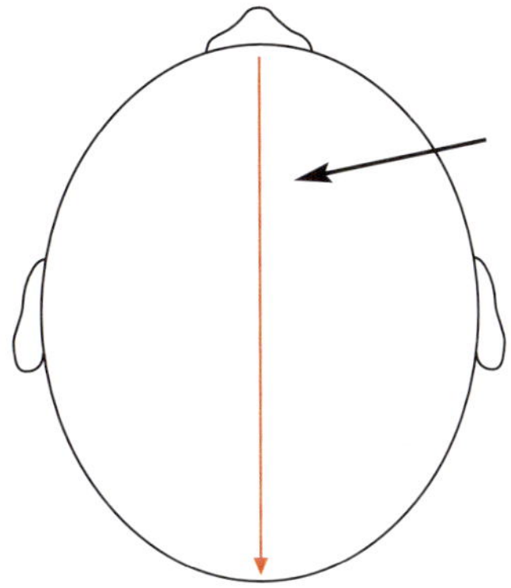

1. Hauptscheitel: Der Mittelscheitel verläuft von der Stirn bis in den Nacken

Der 2. Hauptscheitel verläuft von Ohr zu Ohr quer über den Kopf

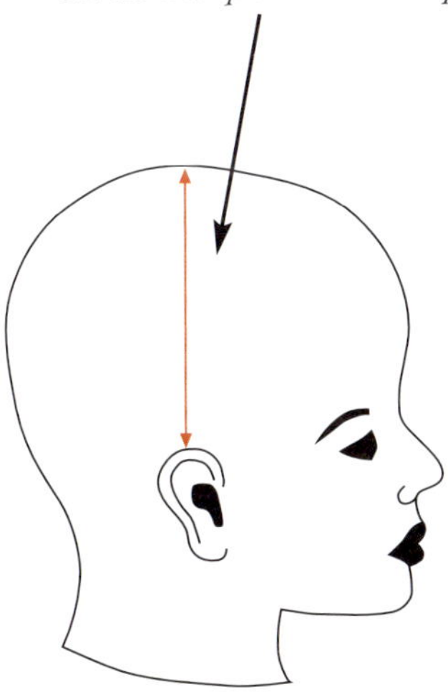

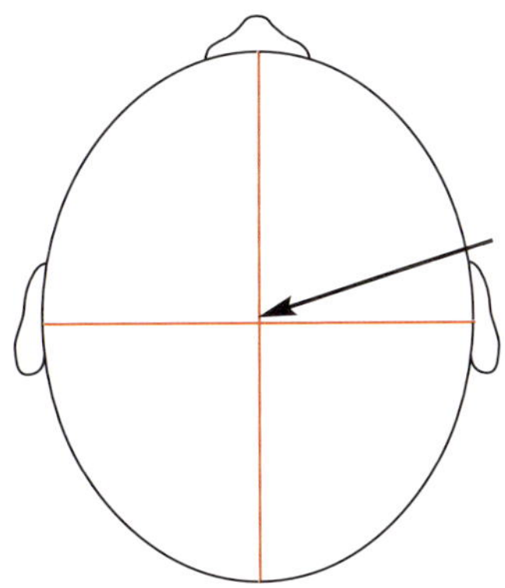

oberster Scheitelpunkt

Damenhaarschnitte

Lange Haare

Wenn lange Haare richtig geschnitten sind, sieht das auch bei feinen Haarschöpfen gut aus. Aber sie sollten nicht einfach vor sich hin wachsen, sondern unten immer eine gerade Linie bilden. Dann wirken sie voller. Alle sechs Wochen sollten die Spitzen geschnitten werden, vor allem dann, wenn die Haare knapp über die Schulter reichen und ständigen Kontakt mit der Kleidung haben.

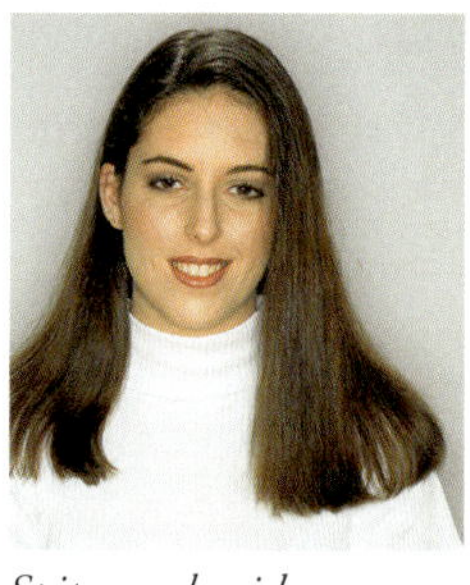

Spitzen schneiden

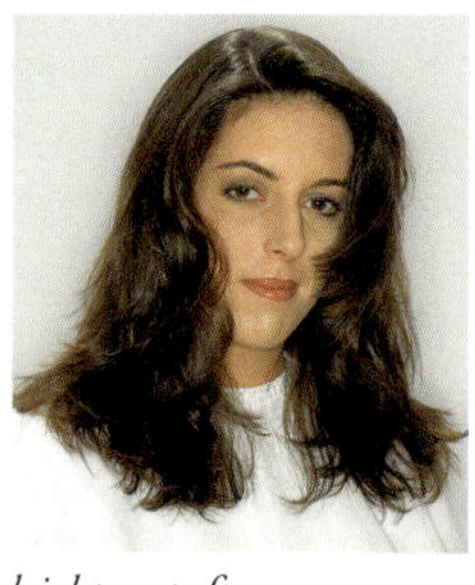

leicht gestuft

Lange Haare – Spitzen schneiden

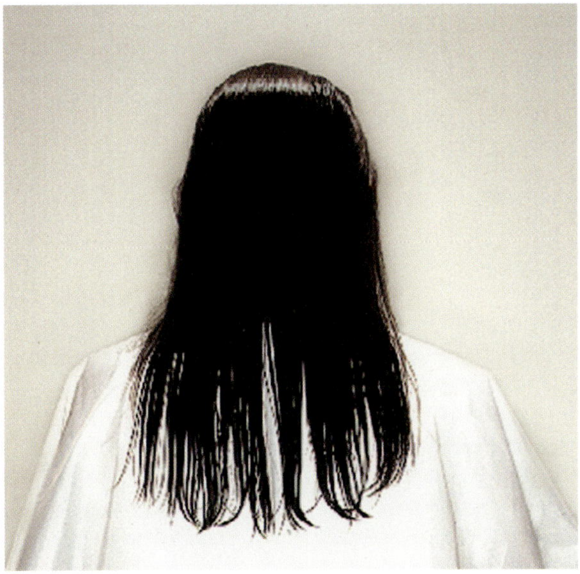

1/**1**

Die Haare waschen und in einem Frotteetuch gut ausdrücken (handtuchtrocken). Auf dem Rücken gerade nach unten kämmen. Wenn Sie mit dem Schneiden beginnen, sollte der Kopf bis Schritt 1/**8** deutlich nach unten geneigt sein.

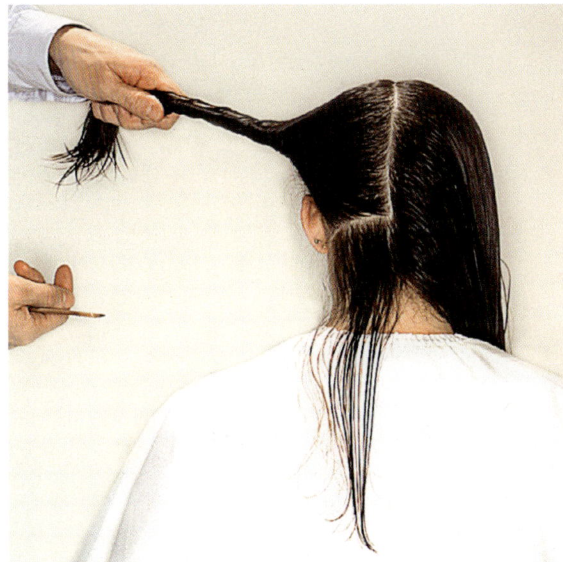

1/**2**

Einen Mittelscheitel von der Stirn bis zum Nacken ziehen. Rechts vom Mittelscheitel eine Partie (zwei Finger breit) unten abteilen und glatt am Rücken nach unten kämmen. Die restlichen Haare über dem Ohr einrollen und mit Clipsen feststecken. Genauso auf der anderen Seite des Mittelscheitels verfahren.

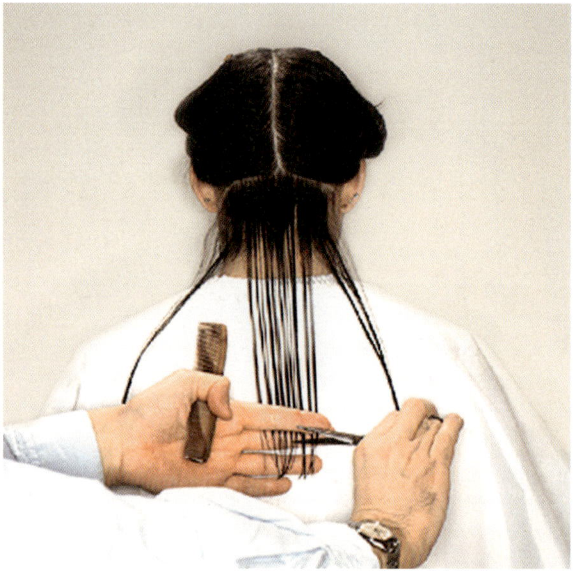

1/3

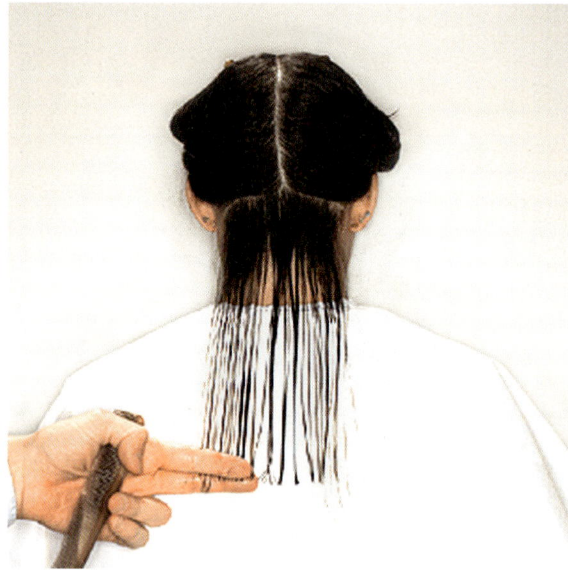

1/4

Die mittlere abgeteilte Partie auf die gewünschte Länge kürzen. Dazu die Strähne mit den Fingern straffziehen und dann schneiden. Damit ist die Schnittlänge festgelegt.

Nun die seitlichen Haarlängen dazunehmen und entsprechend kürzen. Bei Bedarf das Haar mit einer Wassersprühflasche anfeuchten. Denken Sie daran: Je dicker die Haare sind, desto feiner sollten die abgeteilten Haarpartien sein. Wichtig ist auch, daß die Partien immer sauber und gleichmäßig abgeteilt werden.

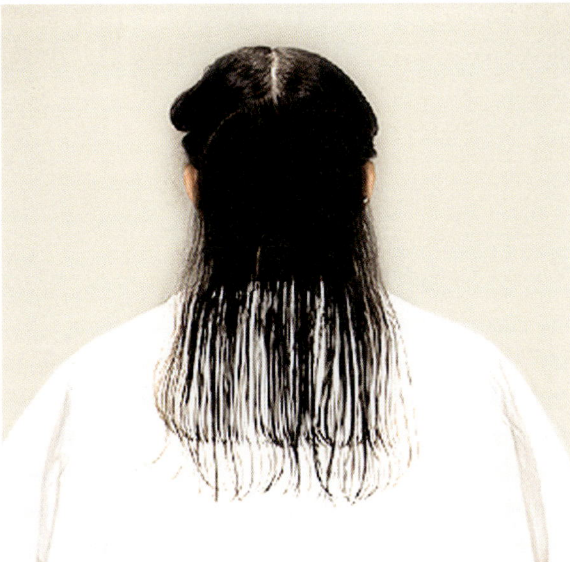

1/**5**

Weitere Partien von Ohr zu Ohr fein abteilen; den Rest der Haare wieder festclipsen. Die bereits geschnittene untere Lage muß als Basis für die Länge immer durchscheinen. Auf diese Weise kürzt man Partie für Partie bis zum obersten Scheitelpunkt (vgl. S. 15).

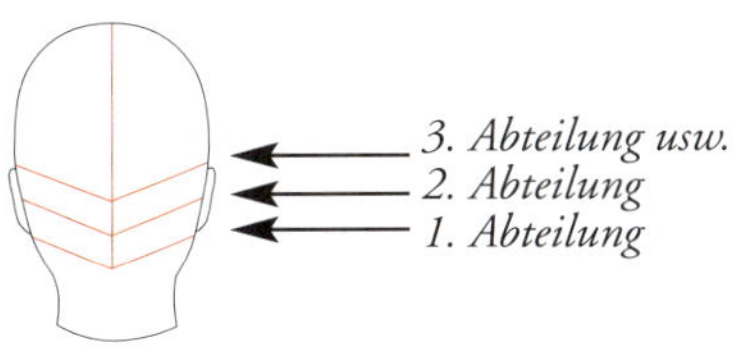

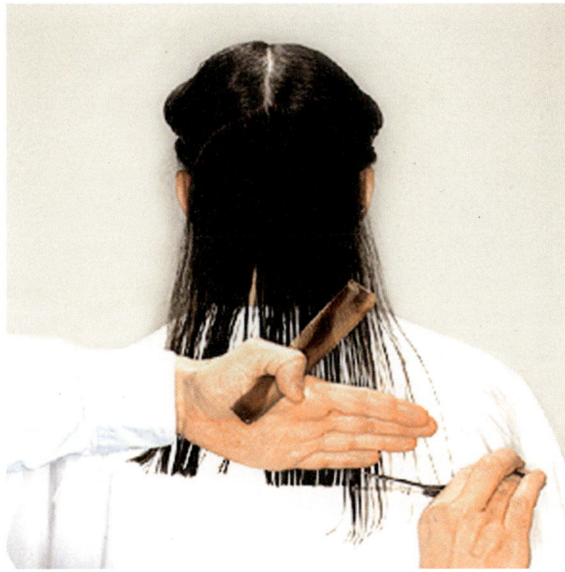

1/**6**

Statt die Strähne zwischen den Fingern zu spannen, kann man die Haare auch fest an den Rücken drücken und dann schneiden. Gut wäre es auch, direkt auf der nackten Haut zu schneiden. Wer dies nicht mag, sollte in einen möglichst enges T-Shirt schlüpfen.

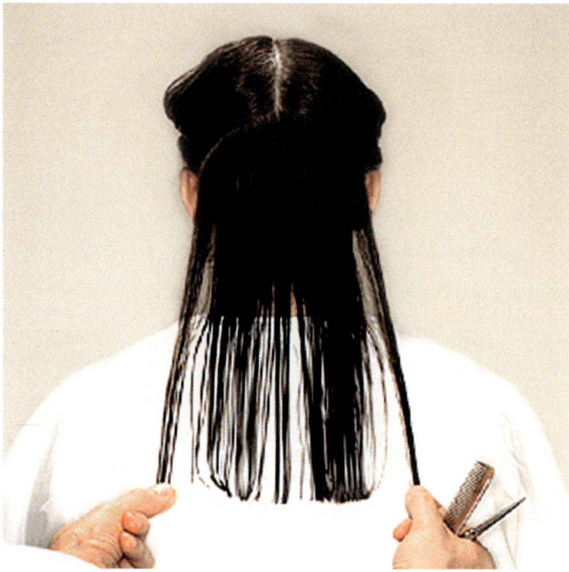

1/**7**

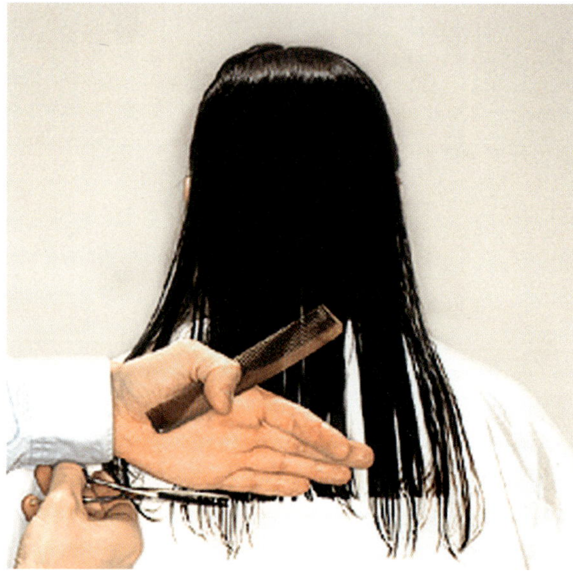

1/**8**

Zwischendurch immer wieder prüfen, ob alle Haare gleich lang geschnitten wurden. Dazu zieht man sie mit den Fingern gerade nach unten.

Bevor es an die Seitenlängen geht, wird die letzte Partie vom Oberkopfhaar auf dem Rücken geschnitten. Dabei drückt man sie mit der Hand fest an, um eine gerade Linie zu erzielen. (vgl. 1/6)

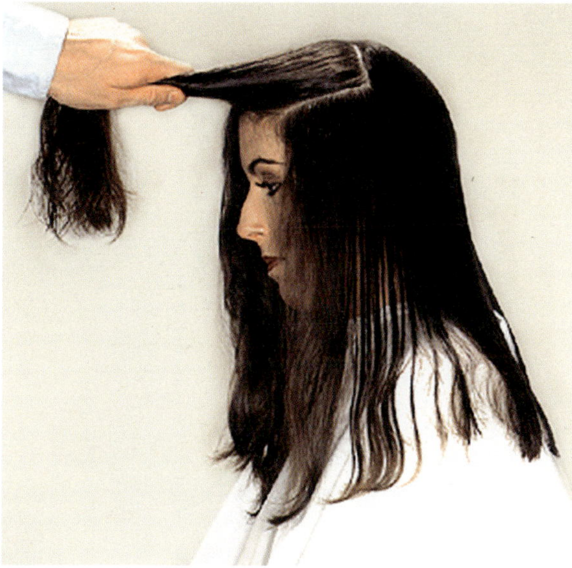

1/9

Zum Schneiden der Seitenlängen eine zwei Finger breite Partie über dem Ohr abteilen. Das Haar über der Stirn auf der anderen Seite festclipsen. Jetzt sollte der Kopf ganz gerade gehalten werden.

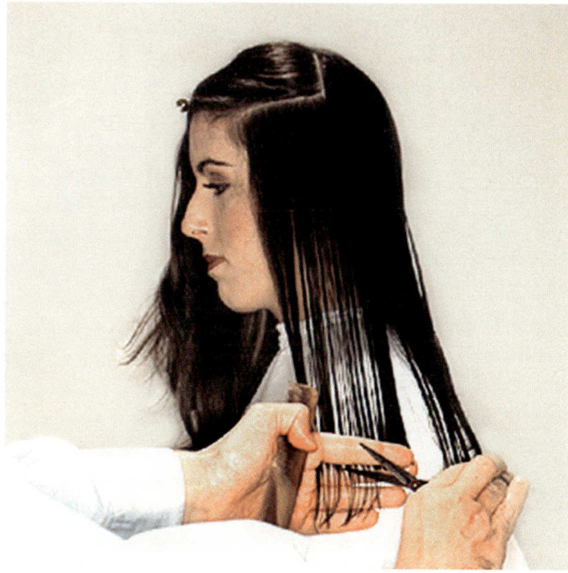

1/10

Die Seitenpartie exakt auf die gleiche Länge schneiden wie die Haare hinten. Die nächste Lage Haar abteilen und ebenfalls kürzen. Wenn man allerdings vorn eine leicht abgerundete Linie bevorzugt, darf man das Haar in diesem Bereich auch stärker kürzen.

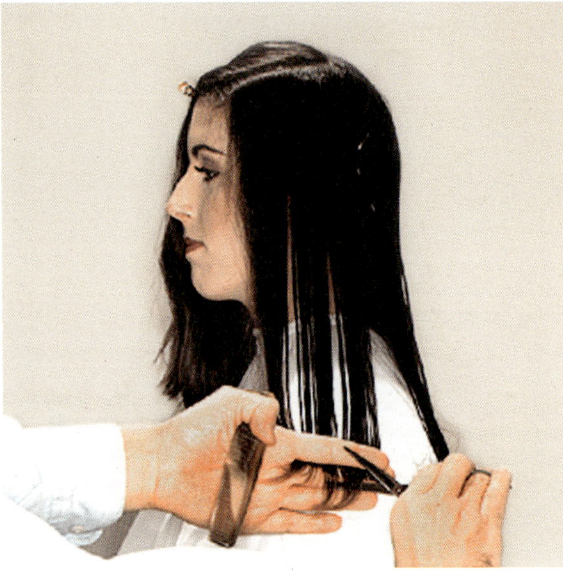

1/11

Auf diese Weise nicht nur bis zum Mittelscheitel fortfahren, noch ca. zwei Zentimeter über diesen hinaus abteilen und auch diese Haarpartien der Schnittlinie angleichen. So läßt sich später der Scheitel variieren. Genauso auf der anderen Seite verfahren.

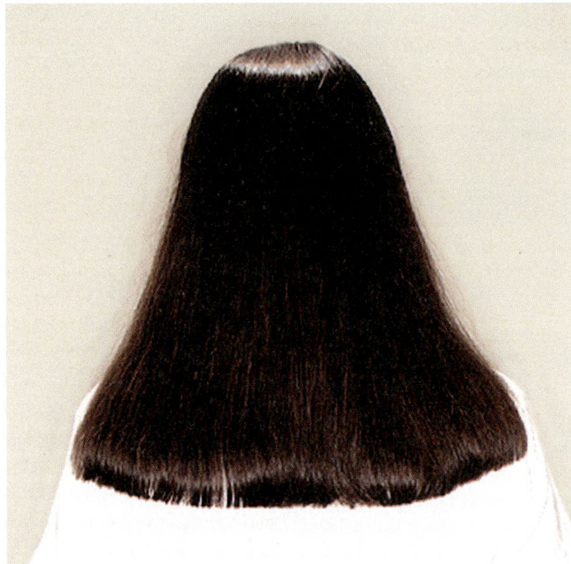

1/12

Zum Schluß alle Haare von der Stirn nach hinten flach auf den Rücken kämmen. So kann man die allgemeine Länge überprüfen und vorsichtig kleine Ecken korrigieren.

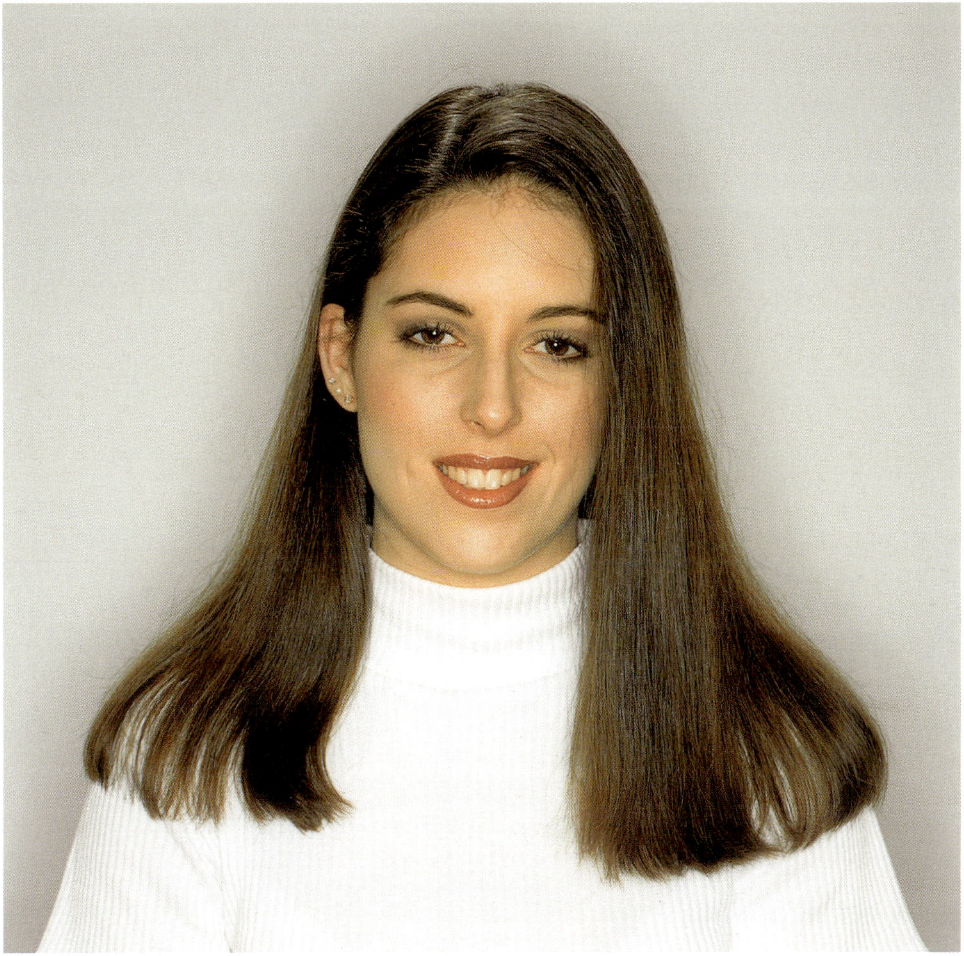

1/**13**

So sieht das Haar aus, wenn die Spitzen akkurat geschnitten sind. Es fällt optimal von jedem Scheitel aus. Damit das so ist, teilt man zum Schneiden immer noch etwas über den Mittelscheitel ab (vgl. 1/11).

Lange Haare – leicht gestuft

Wenn lange Haare – wie in Kapitel 1 beschrieben – auf eine Länge gekürzt wurden, kann man sie anschließend leicht anstufen. Das ist eine schöne Möglichkeit zur Veränderung und bringt insbesondere glatten Haaren oft viel Schwung. Auf den folgenden Seiten sehen Sie, wie es gemacht wird.

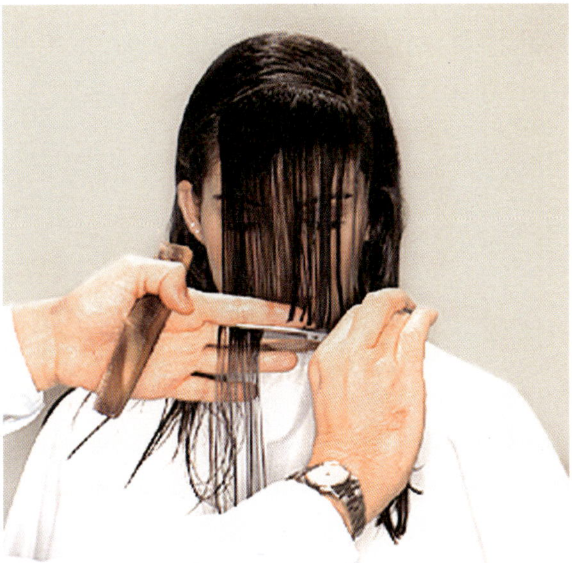

2/**1**

Zunächst einen Seitenscheitel ziehen. Von diesem Scheitel aus über dem Stirnbereich eine Partie quer abteilen und die Haare nach vorn zur Nase ziehen. Auf die gewünschte Länge kürzen. Den Rest hinter die Ohren kämmen.

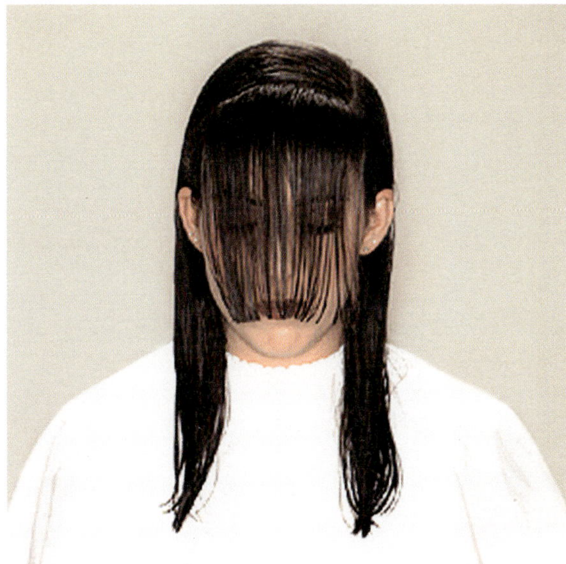

2/**2**

So sieht die erste Abteilung für den Stufenschnitt aus. Achten Sie darauf, daß die Haare immer gut befeuchtet sind, denn das macht das Schneiden leichter und die Schnittlinie exakter.

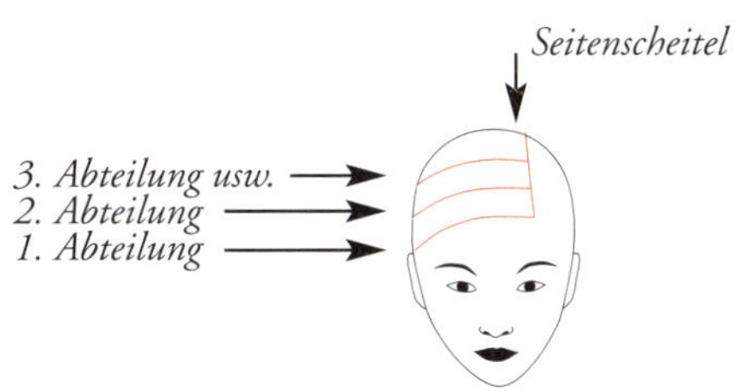

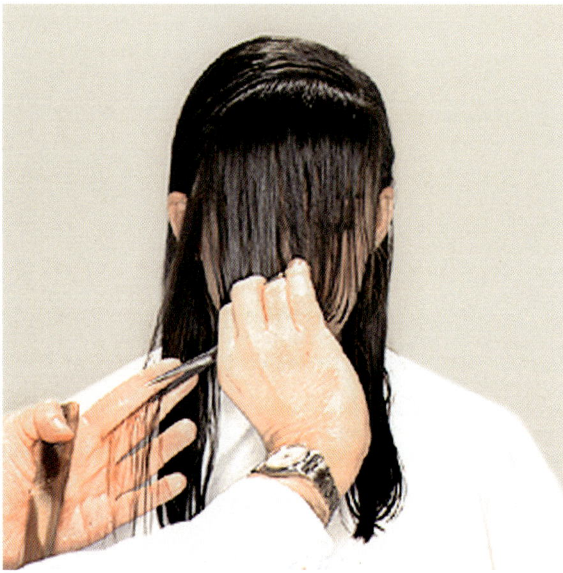

2/**3**

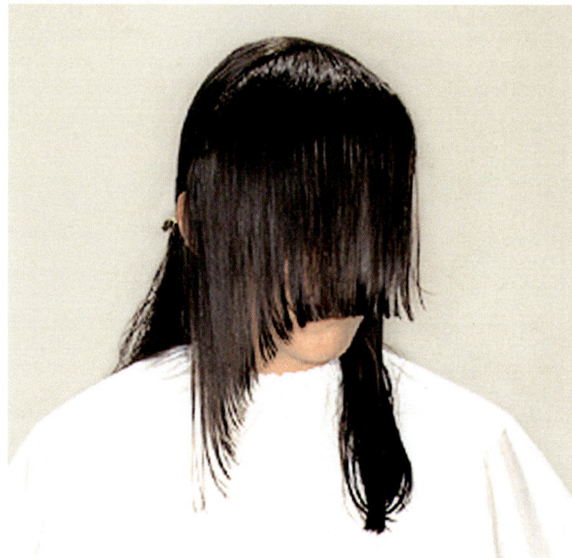

2/**4**

Eine weitere Partie vom Scheitel aus quer über die Stirn bis zum Ohr hin abteilen und nach vorn kämmen. Jetzt schneidet man – mit der vorderen Länge als Basis – eine Verbindung zur seitlichen Außenlänge.

Mit weiteren vom Seitenscheitel aus gezogenen Abteilungen bis zum Hinterkopf vorarbeiten (vgl. dazu auch Schnitt 5/**3** und 5/**4**). Hier sieht man deutlich, wie die Schräge seitlich aussehen muß.

3. 2. 1. Abteilung usw.

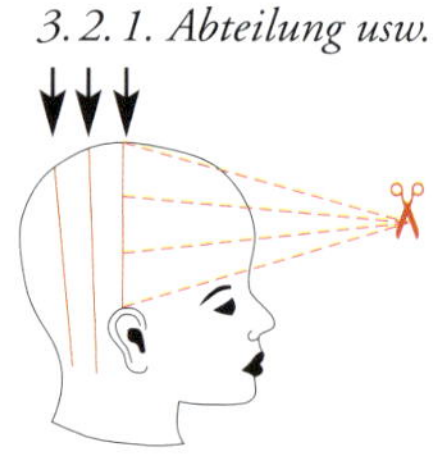

Alle Seitenpartien sollen auf die zuerst geschnittene Länge gekürzt werden. Der Abstand der unteren Haarpartien zum Schnittpunkt ist dabei am größten. So bleibt die zuvor festgelegte Länge erhalten.

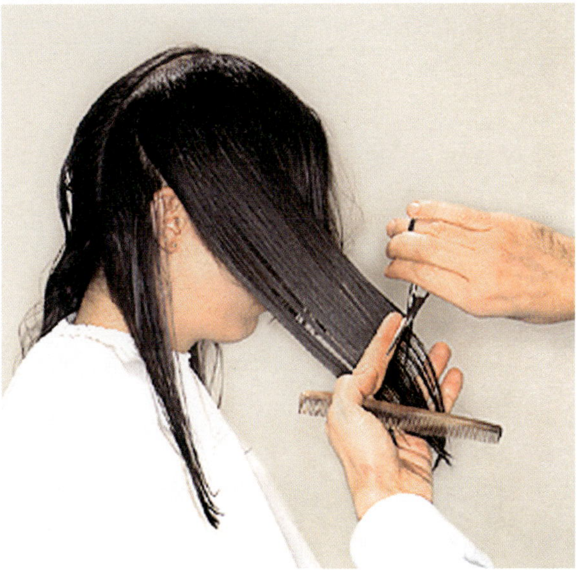

2/5

Nun den Übergang vom Ohr zur Mitte des Hinterkopfes erarbeiten. Dafür arbeitet man sich Partie für Partie bis zur Mitte des Hinterkopfes vor. Die Haare festhalten, schräg nach vorn auf den vorderen Punkt ziehen und der zuerst geschnittenen äußeren Seitenlänge anpassen.

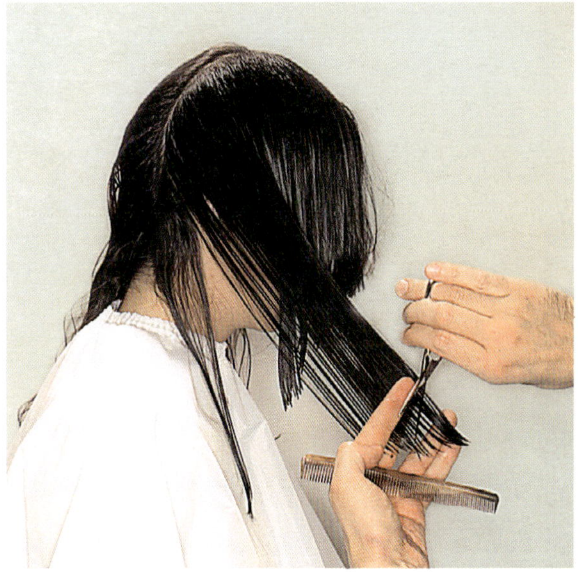

2/6

Achten Sie darauf, daß die hintere Länge erhalten bleibt, und nur mit der vorn festgelegten Länge verbunden wird.

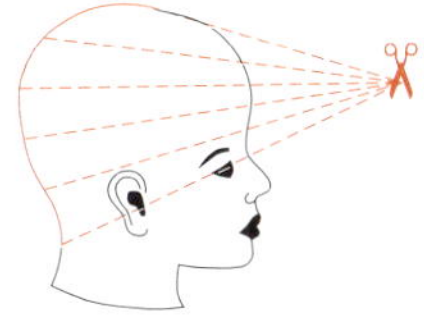

So sieht es im Schema aus, wenn die Hinterkopfpartien auf den Punkt geschnitten werden.

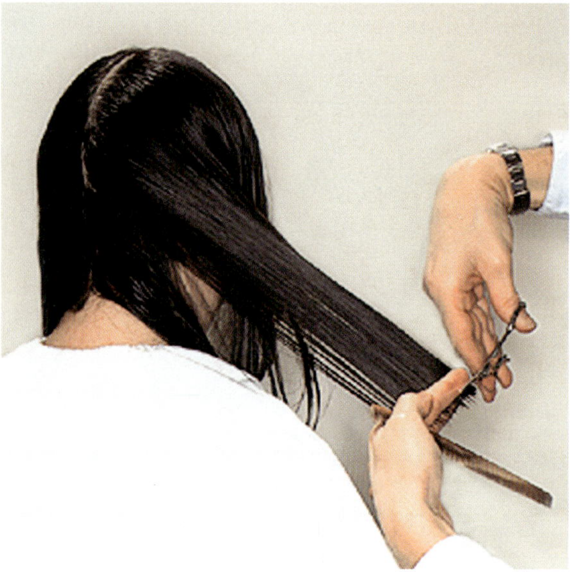

2/7

Jede abgeteilte Partie wird immer zusammen mit einer bereits geschnittenen Partie vom Kopf weggezogen und gekürzt. Dabei muß unbedingt immer der gleiche Winkel nach vorne eingehalten werden. So werden die Stufen gleichmäßig.
Beim Schneiden der anderen Kopfhälfte wieder bei 2/1 beginnen.

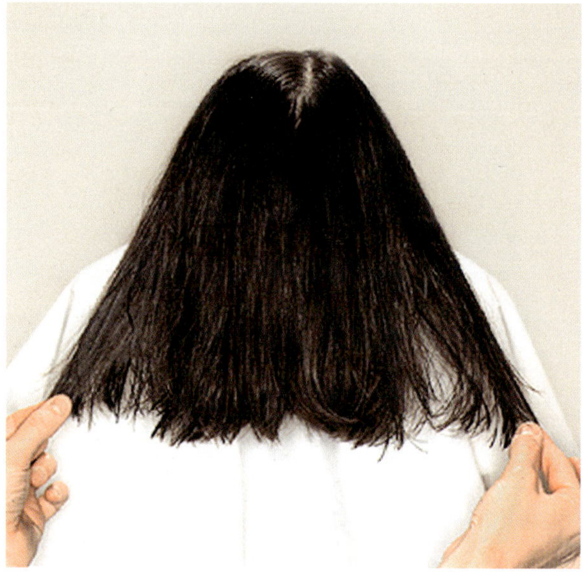

2/8

So prüft man, ob beide Seiten die gleiche Länge haben: Den Kopf mit den nahezu trockenen Haaren nach vorne beugen. Die äußeren Haarenden mit den Fingern leicht nach unten ziehen.
Um sicher zu sein, daß eine saubere Schnittlinie entsteht, wurden die Partien mehrmals durchgekämmt und, wo nötig, auch nachgeschnitten. Hier wurde exakt gearbeitet.

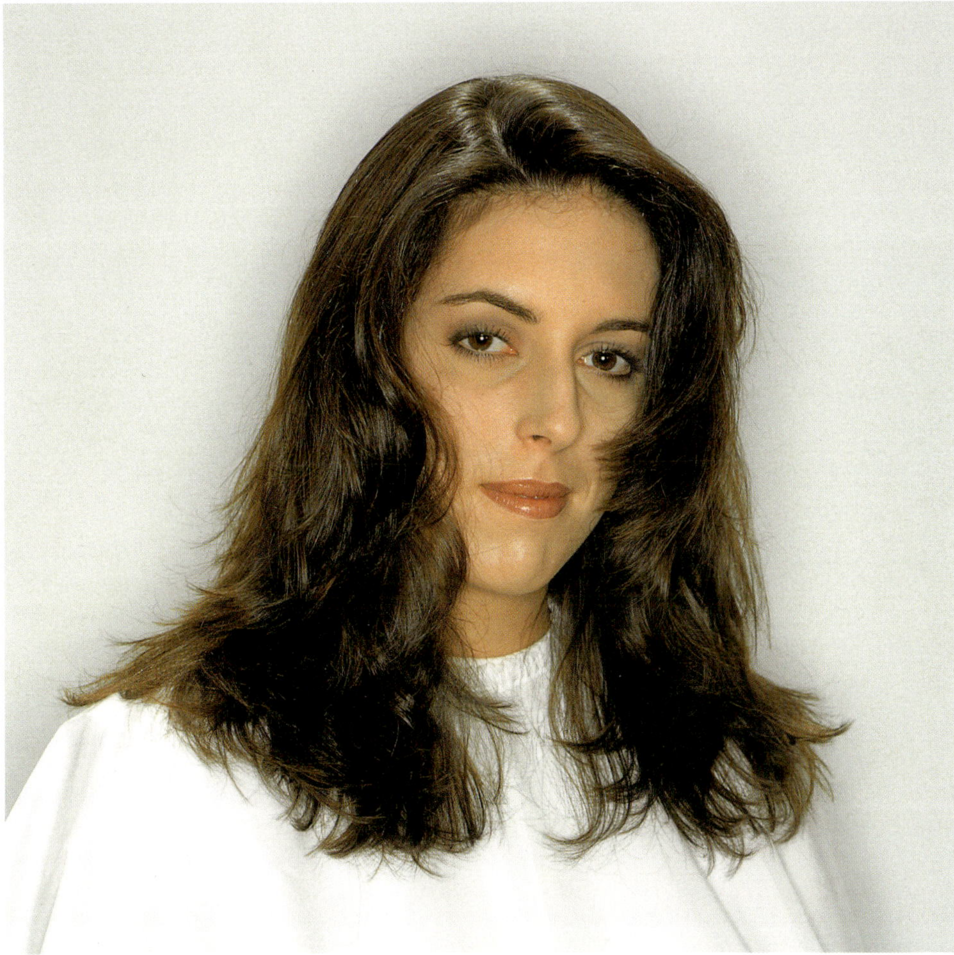

2/9

Auch ohne aufwendiges Stylen mit der Bürste sitzen die Haare durch den Stufenschnitt perfekt und fallen locker ums Gesicht.

Pony

Für viele Frauen ist ein zu kurzer Pony ein Drama. Ist er aber zu lang, kann er die ganze Frisur ruinieren. Gerade bei langen Haaren muß der Pony meistens früher gekürzt werden als das restliche Haar, denn über der Stirn fällt schon ein Zentimeter zuviel unangenehm auf. Wir zeigen Ihnen die Schnittechnik für einen geraden, vollen und für einen gestuften Pony.

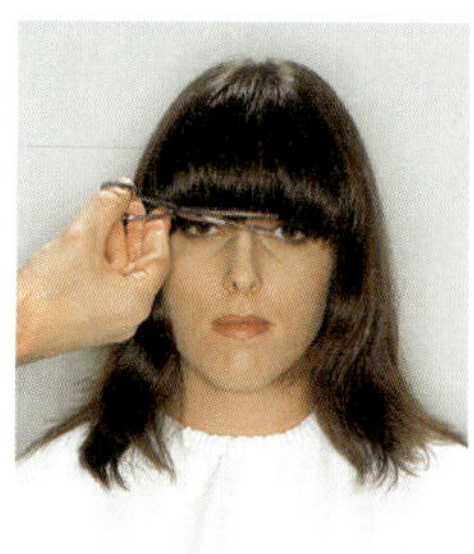

kompakt

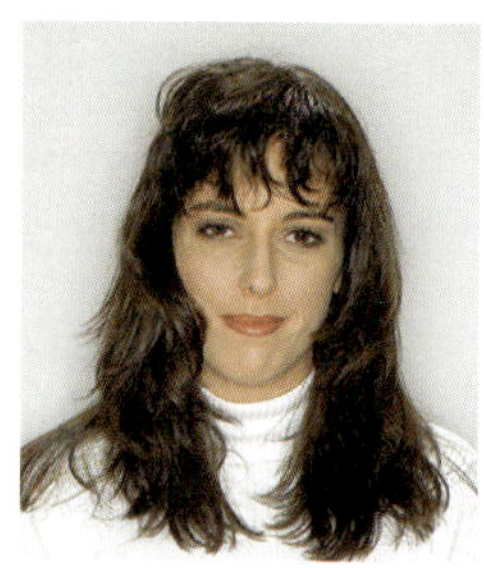

gestuft

Pony – kompakt

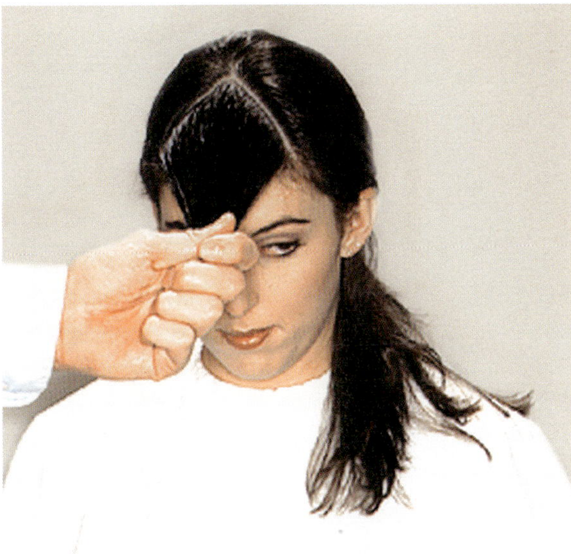

3/1

Zuerst zwei schräge Scheitel über der Stirn ziehen, so daß ein Dreieck entsteht. Damit sind alle Ponyhaare exakt abgeteilt. Die anderen Haare hinter das Ohr klemmen.

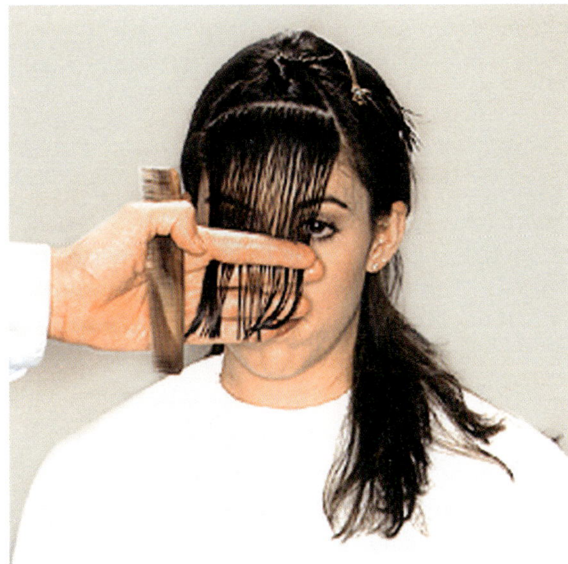

3/2

Dann innerhalb des Dreiecks eine waagerechte Abteilung (ein bis zwei Finger breit) über der Stirn ziehen. Den Rest der Haare oben festclipsen. Die Haare, die nun gekürzt werden sollen, möglichst nah am Kopf zur Nase ziehen und mit einem vorsichtigen Schnitt die Länge festlegen.

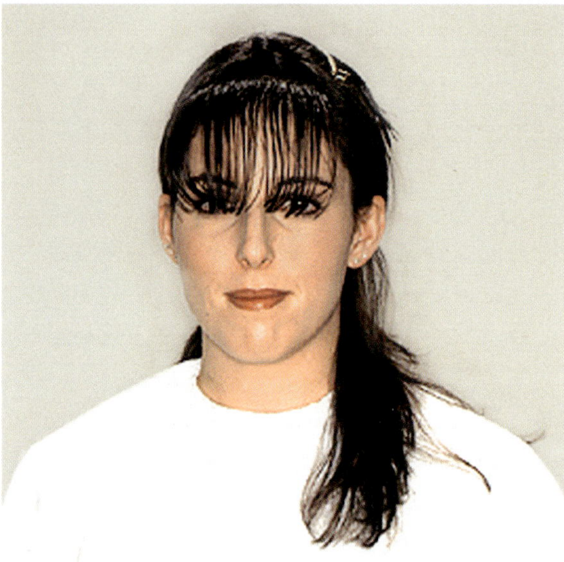

3/3

Die erste Partie wurde gekürzt. Weil sich die Ponyhaare nach dem Trocknen immer etwas in die Höhe ziehen, darf man nicht zu radikal kürzen.
Lieber einen halben Zentimeter Spielraum lassen.

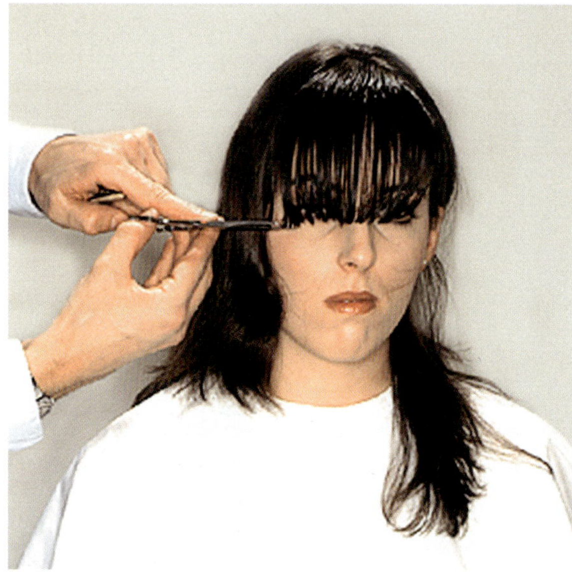

3/4

Innerhalb des abgeteilten Dreiecks weitere gerade Abteilungen ziehen, und die Haarlänge der ersten Partie angleichen.

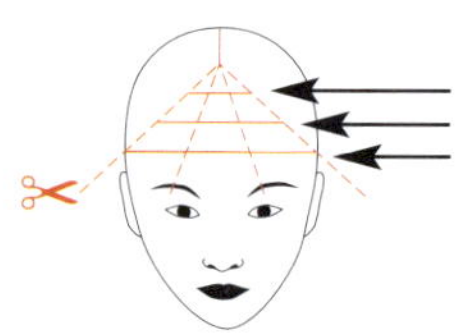

3. Abteilung usw.
2. Abteilung
1. Abteilung

Alle Abteilungen auf die vordere Schnittlinie „überziehen", d.h. angleichen.

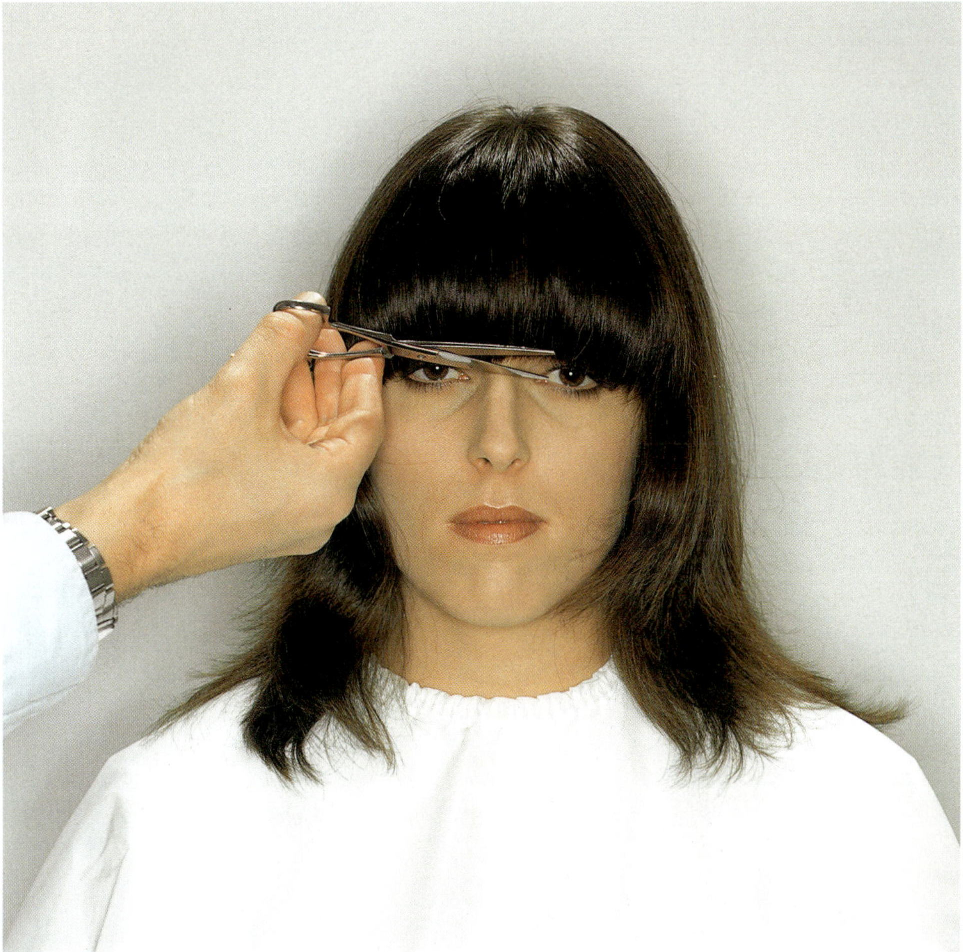

3/5

Den gekürzten Pony mit dem Fön antrocknen, kämmen und eventuell überstehende Härchen abschneiden.

Pony – gestuft

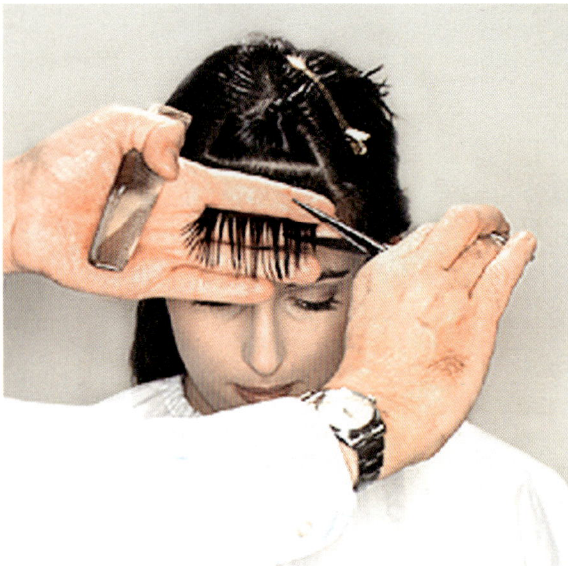

4/1

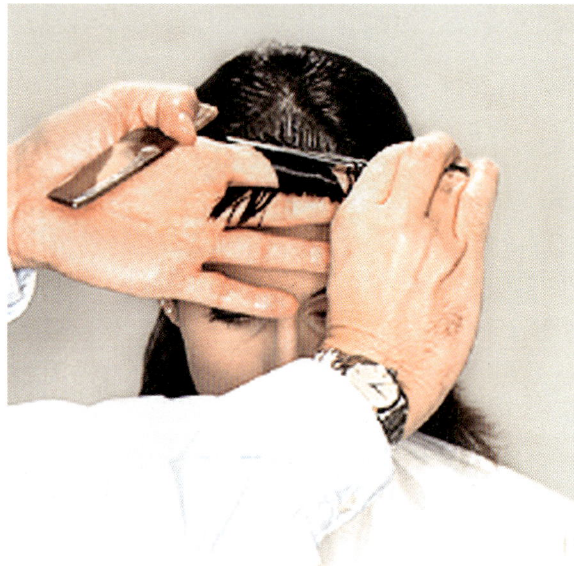

4/2

Für den gestuften Pony beginnt man genauso wie bei Schnitt 3 mit einem abgeteilten Dreieck (vgl. 3/1) und einem waagerechten Scheitel quer über der Stirn (vgl. 3/2). Die erste Partie wird aber nicht nach unten, sondern schräg nach oben gezogen. Dann erst setzt man die Schere an.

Wie bei 3/4 jeweils die nächste Lage vom Scheitel aus kämmen, dann aber erneut im selben Winkel nach vorn ziehen. Dabei richtet man sich immer nach der ersten Schnittlinie.

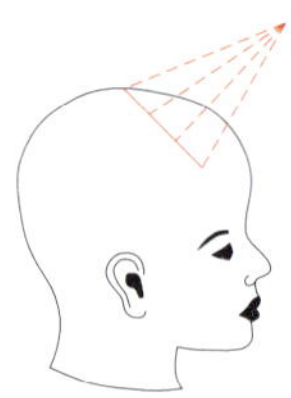

Die Partien innerhalb des Dreiecks schräg nach oben ziehen.
Dabei gilt: Je steiler der Winkel, desto stufiger der Pony.

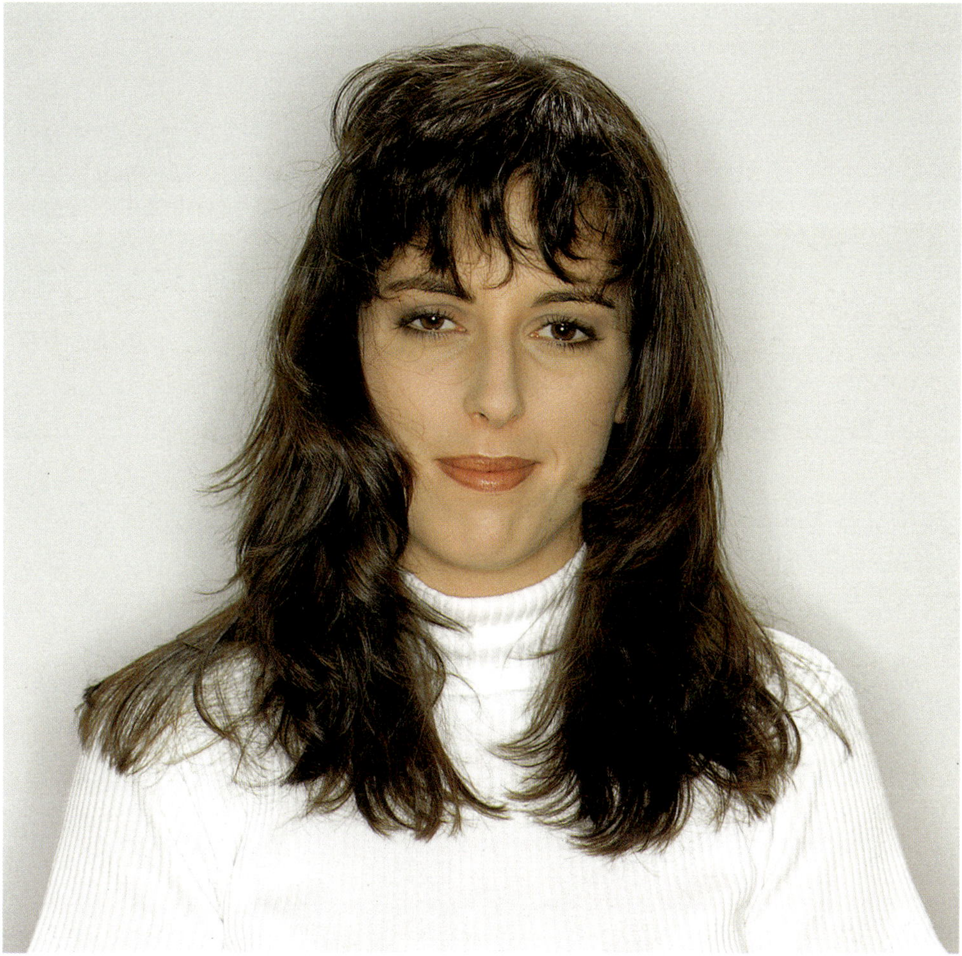

4/3

Ein gestufter Pony sieht nicht nur schön aus, sondern kommt auch dem Haarwuchs bei auffälligen Wirbeln über der Stirn entgegen.

Halblange Haare – gestuft

Sie beginnen mit den Vorbereitungen für diesen Schnitt genau wie bei den langen Haaren (Spitzen schneiden). Wenn Sie noch nicht so viel Übung haben, sollten Sie eher behutsam kürzen. Bei Locken kann man grundsätzlich davon ausgehen, daß die Haare im trockenen Zustand erheblich kürzer wirken als beim Schneiden. Soll das Haar schließlich doch kürzer werden: einfach wieder von vorn anfangen.

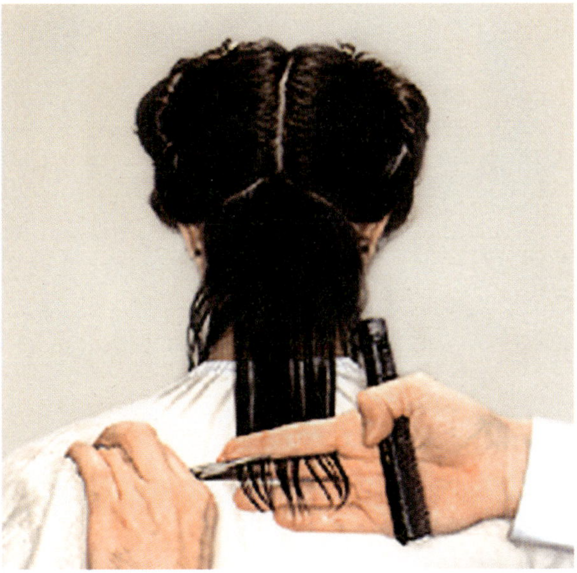

5/1

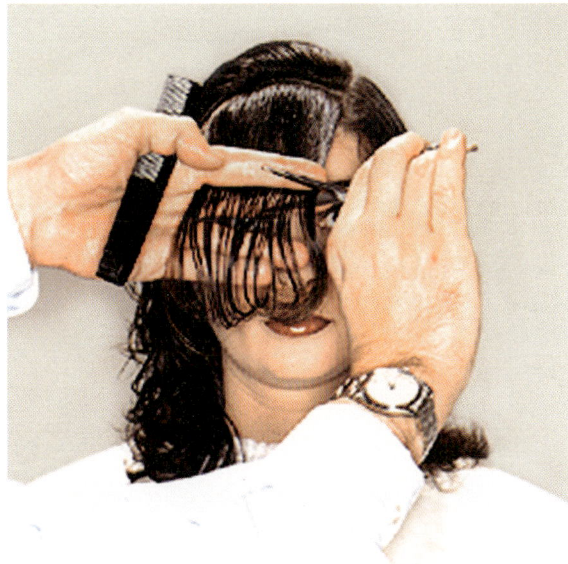

5/2

Nach dem Scheiteln und Feststecken der Haare wird der erste Schnitt gemacht (vgl. auch Schnitt 1). Die gewünschte Länge überträgt man dann auch auf die beiden Partien, die hier noch über den Schultern liegen. Auf diese Weise weiter hocharbeiten bis zum obersten Scheitelpunkt.

Der Pony wird nicht – wie in Schnitt 3 und 4 – extra geschnitten, sondern in die vordere Partie integriert. Hier ist sie waagerecht über der Stirn abgeteilt und wird gerade abgeschnitten. Dabei zieht man die Haare etwas vom Kopf ab.

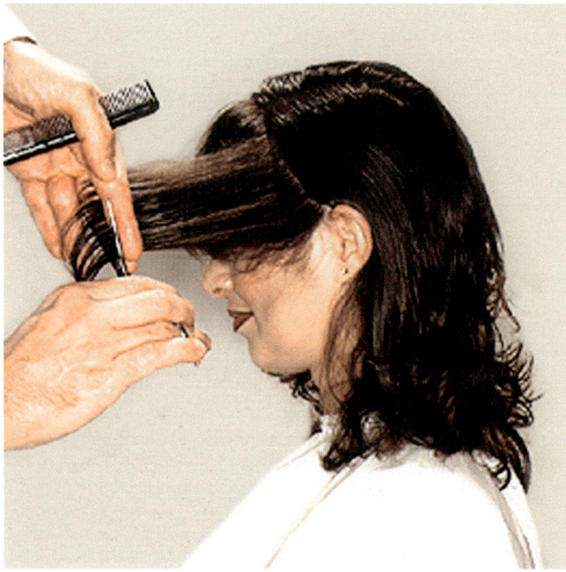

5/**3**

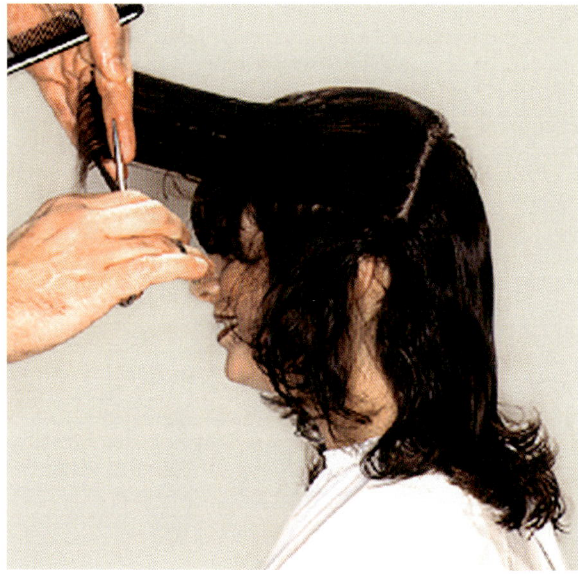

5/**4**

Um die Seiten zu stufen, einen Mittelscheitel ziehen und von diesem aus mit senkrechten Scheiteln jeweils eine Partie abteilen. Die Haare fast waagerecht vom Kopf wegziehen.

Alle Seitenpartien sollen auf die zuerst geschnittene Länge gekürzt werden.

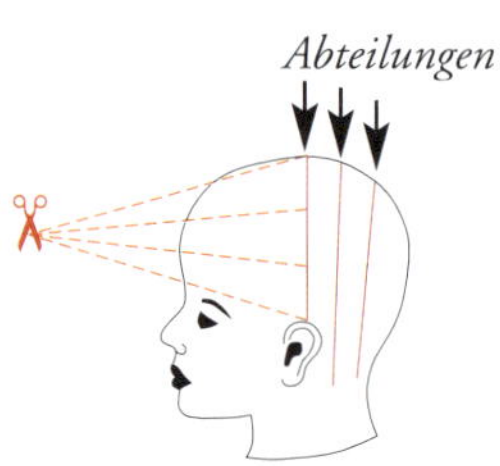

Sie haben sich jetzt mit etwa fünf bis sechs parallel gezogenen Abteilungen bis zum Hinterkopf vorgearbeitet. Je dichter diese beieinanderliegen, desto weniger Haare nimmt man auf. Die Schnittlinie schimmert durch und der Schnitt läßt sich besonders gut kontrollieren.

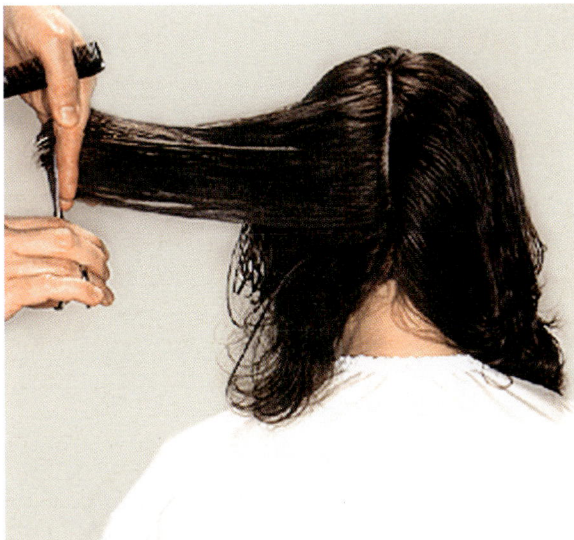

5/**5**

Hier sieht man genau, wie weit die Haare vom Kopf weggezogen werden sollten. Bei der anderen Seite geht man genauso vor. Wichtig: Je höher die Haare vom Kopf weggezogen werden, desto stärker wird die Stufung.

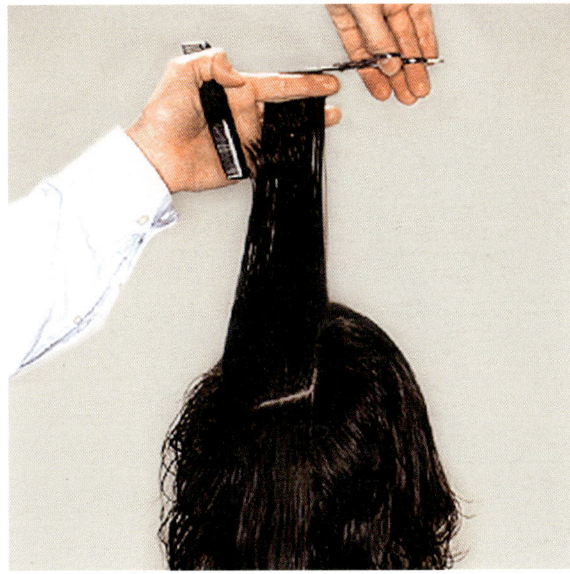

5/**6**

Damit man sieht, ob die seitlichen Längenübergänge stimmen, kämmt man die Haare seitlich und hinten partienweise nach oben. Überstehende Spitzen werden abgeschnitten.

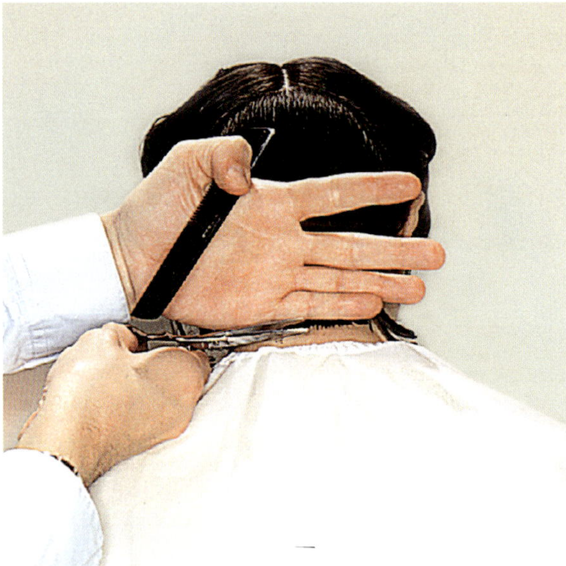

5/7

Zu diesem Zeitpunkt bietet es sich an, die Proportionen nochmals vor dem Spiegel zu überprüfen. Falls gewünscht, die hintere Außenlänge noch stärker kürzen und wie bei 5/2 fortfahren.

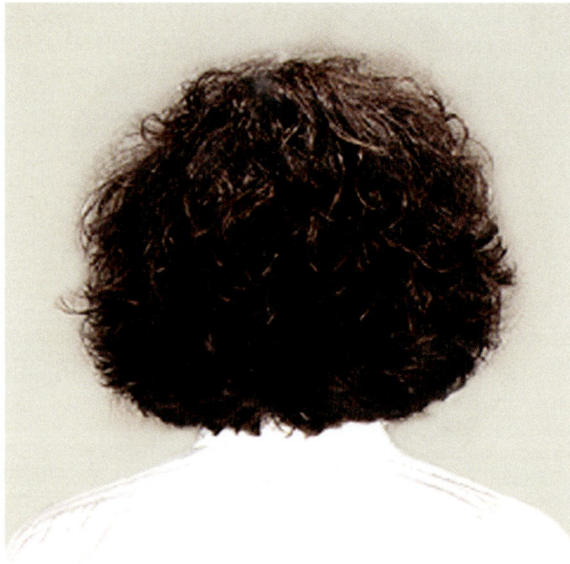

5/8

Hier sieht man, daß die feinen Stufen das Haar besonders voll wirken lassen. Morgens einfach mit einer Wassersprühflasche anfeuchten und von den Spitzen aus nach oben durchkneten.

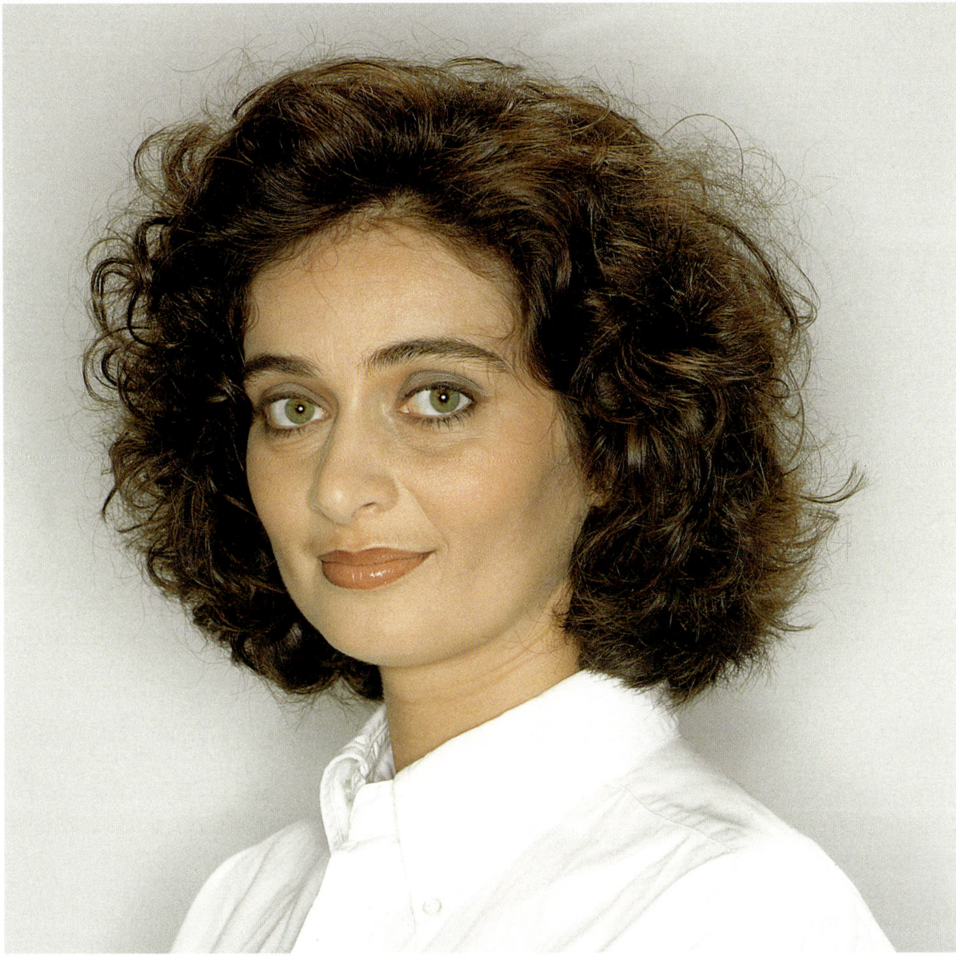

5/**9**

Kreuz und quer mit dem Fön angepustet und mit den Fingern gekämmt – so sitzt der Schnitt perfekt.

Kurze Haare

Wenn Sie sich genau nach dieser Anleitung richten, wird Ihnen auch ein Kurzhaarsschnitt gelingen. Natürlich fällt es bei kurzem Haar besonders auf, wenn es ungleichmäßig geschnitten ist. Trotzdem: Gehen Sie selbstbewußt an die Sache heran. Dabei sind die beiden folgenden Schnitte nicht ganz einfach und benötigen ein bißchen mehr Übung.

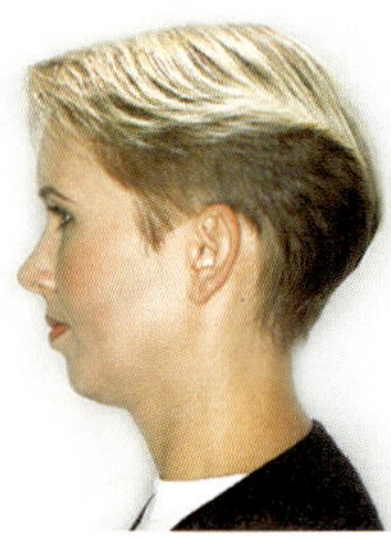

mit langer Decke

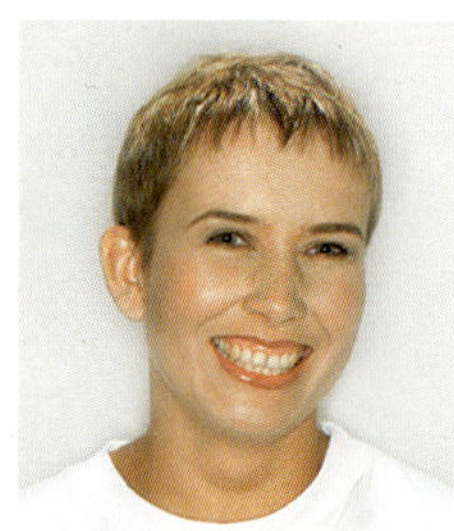

gestuft

Kurzhaarschnitt mit langer Decke

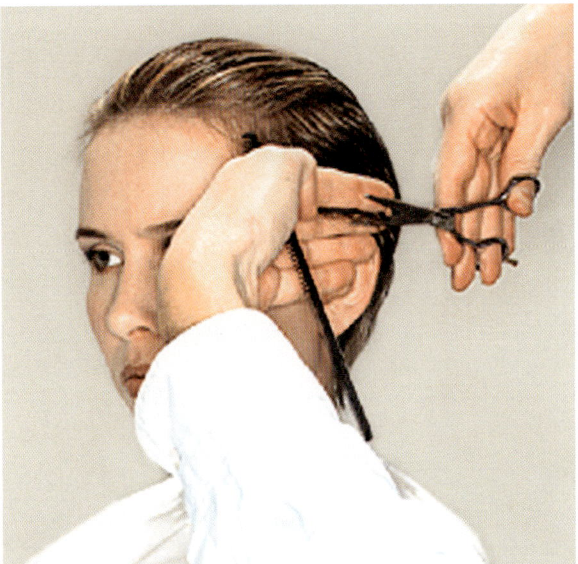

6/1

Die handtuchtrockenen Haare werden glatt nach hinten gekämmt. Zwei Finger breit über dem Ohr zieht man einen Scheitel zum Hinterkopf und kürzt die Haare auf die gewünschte Länge.

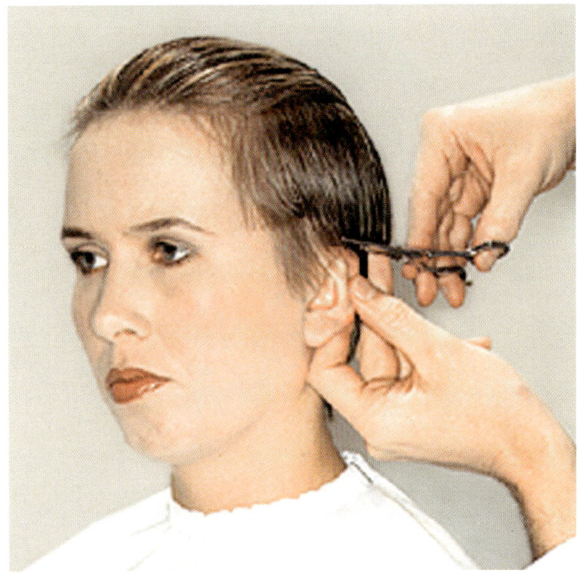

6/2

Die gekürzte Partie nach unten kämmen. Den oberen Rand der Ohrmuschel vorsichtig vom Kopf wegziehen und die Kontur dahinter schneiden. Die „Kotelette" vor dem Ohr sollte immer schräg geschnitten sein.

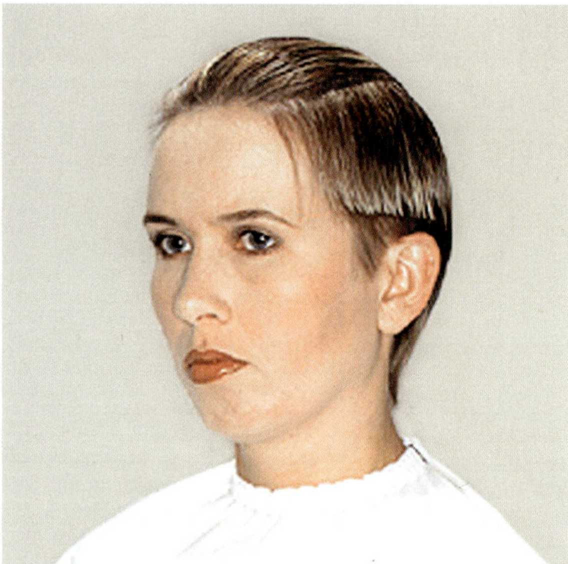

6/**3**

So sieht es nach den ersten beiden waagerecht gezogenen, jeweils fingerbreiten Abteilungen aus. Die saubere Kontur ist klar zu erkennen.

Die Haare nur leicht anheben.
Richtig!

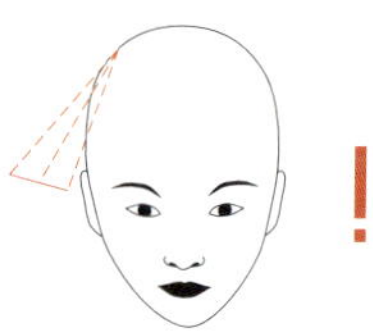

Nicht mit der Kopfform mitgehen.
Falsch!

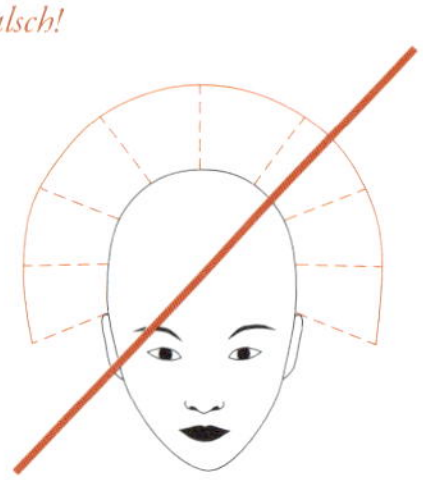

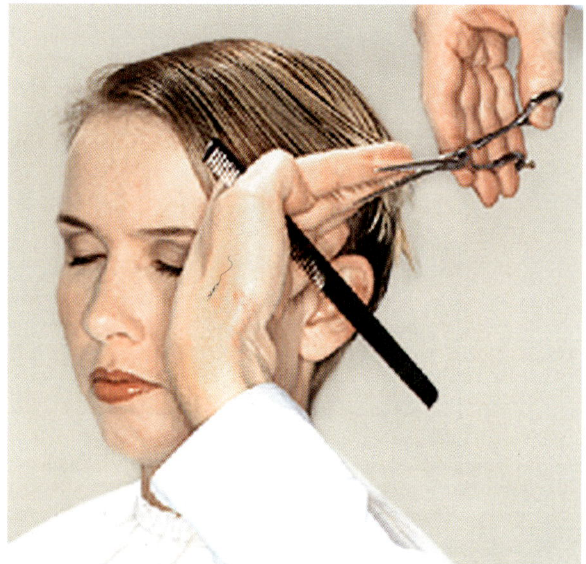

6/**4**

Den Scheitel für die Frisur festlegen. In diesem Fall ist er seitlich angesetzt. Bis zu diesem Scheitel hocharbeiten. Dafür weiter waagerecht Partie für Partie abteilen und die jeweilige Länge der unteren Schnittlinie angleichen. Dabei nicht mit der Kopfform mitgehen, sondern die jeweils zu schneidende Abteilung nach unten ziehen. Dann auf der anderen Seite genauso verfahren (6/**1** – 6/**4**).

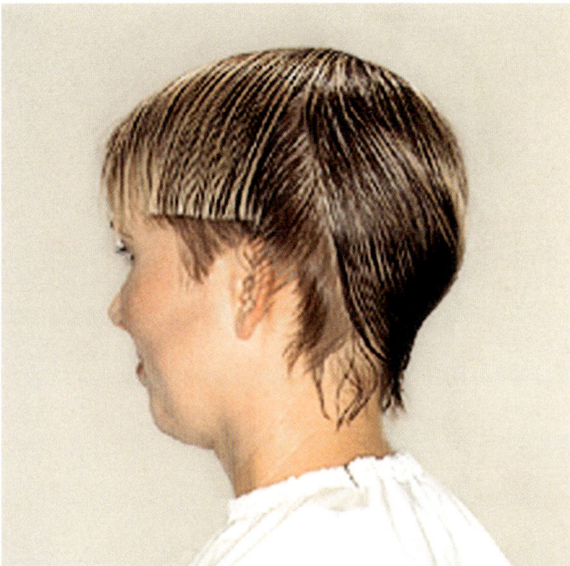

6/5

Um die Haare am Hinterkopf zu schneiden, zieht man eine senkrechte Abteilung, die fingerbreit hinter dem Ohr verläuft. Beim Kürzen darauf achten, daß die Länge des Deckhaars am Hinterkopf der seitlichen Deckhaarlänge entspricht. Im Nackenbereich dagegen die Haare deutlich kürzer schneiden.

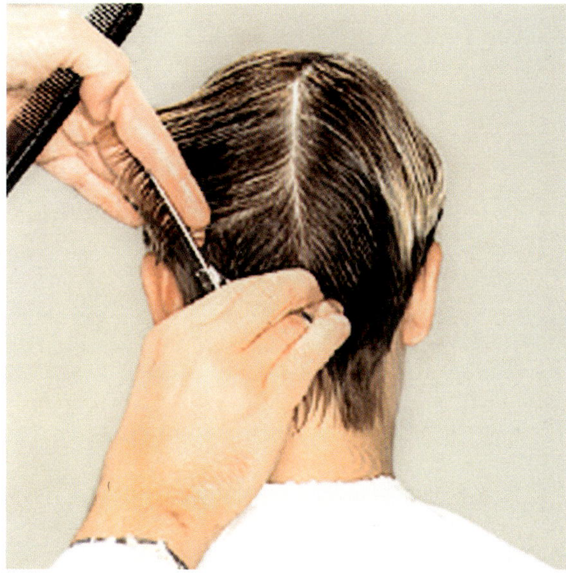

6/6

In senkrechten Abteilungen arbeitet man sich nun bis zur Mitte des Hinterkopfes vor. Dabei müssen wir in diesem Fall mit der Kopfform mitgehen. Hier sieht man den letzten Schnitt-Step rechts vom Mittelscheitel am Hinterkopf. Auf der anderen Seite genauso vorgehen.

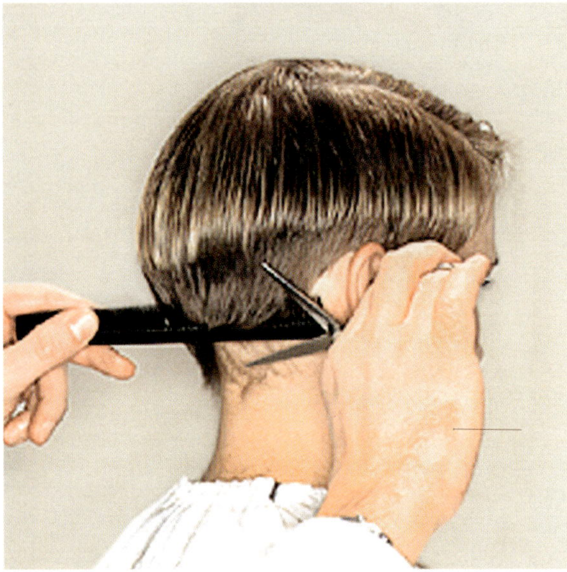

6/7

Unregelmäßige Spitzen im Hinterkopfbereich kürzt man mit der „Schere-über-Kamm-Technik". Wer bereits ziemlich gut mit der Schere umgehen kann, dem wird auch diese Methode keine Probleme bereiten. Dafür die Haare von unten in den Kamm nehmen und die Spitzen vorsichtig kürzen (vgl. dazu auch Seite 94 „Fragen").

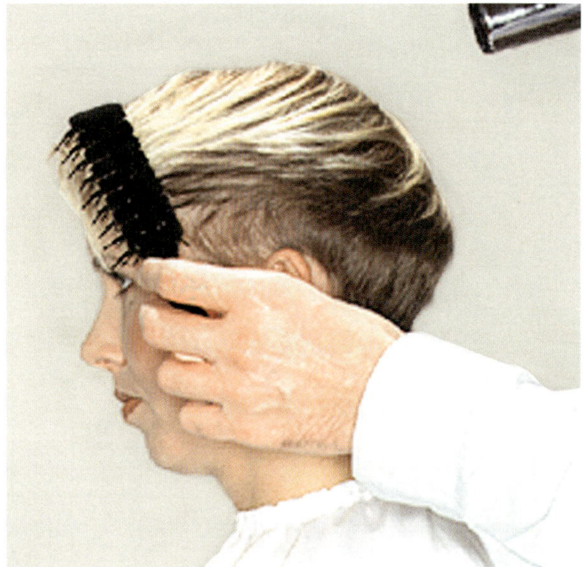

6/8

Damit der Kurzhaarschnitt schön füllig wird, die Haare mit der Skelettbürste zuerst nach vorne kämmen und dabei mit dem Fön anpusten. Dann wieder von vorn nach hinten bürsten und fönen.

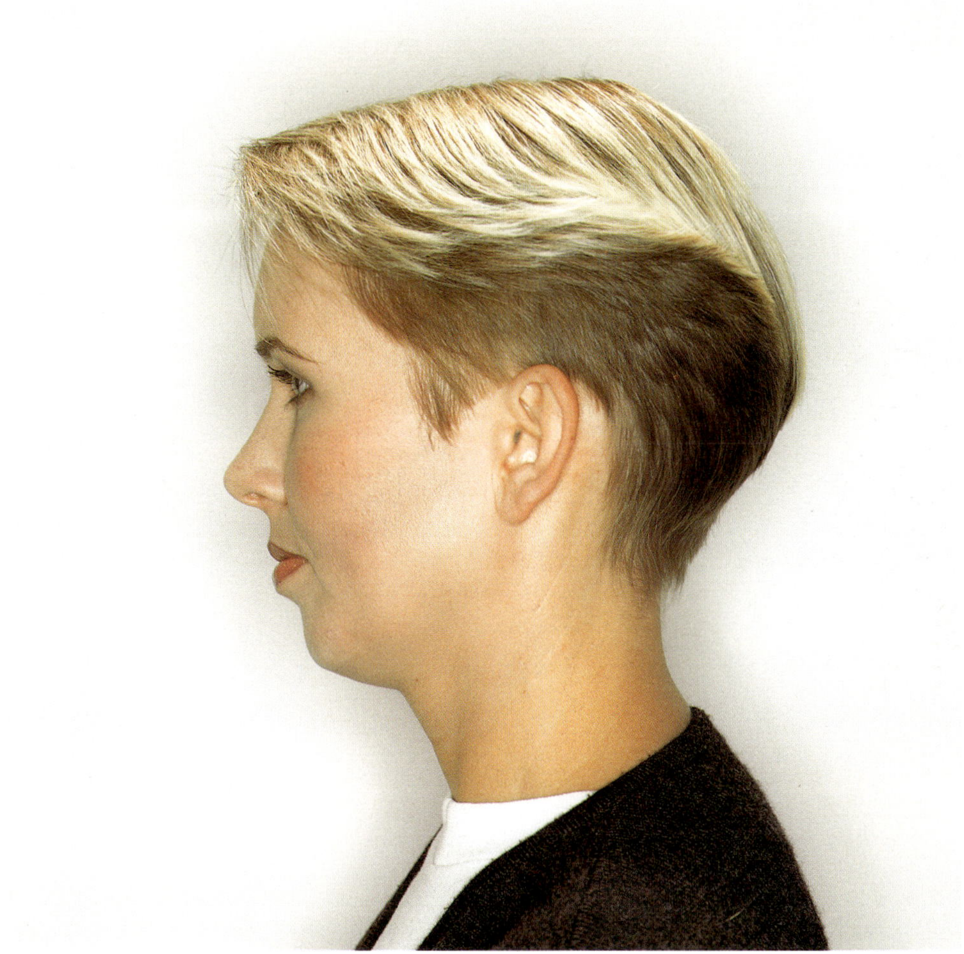

6/9

Eine besonders pflegeleichte Kurzhaarfrisur, die alle sechs bis acht Wochen nachgeschnitten werden sollte.

Kurzhaarschnitt – gestuft

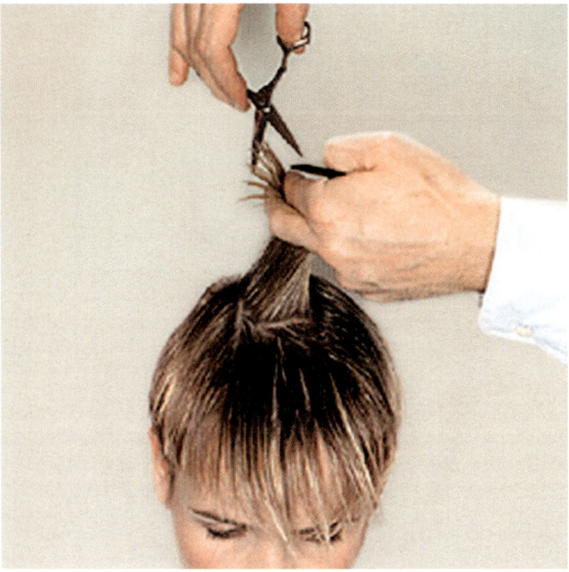

7/**1**

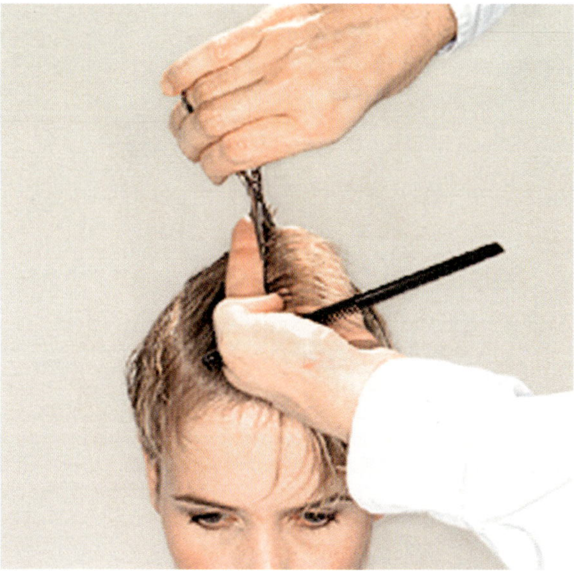

7/**2**

Wenn der klassische Kurzhaarschnitt gelungen ist, kann man sich auch an den Stufenschnitt wagen. Dafür kämmen Sie alle Deckhaare nach vorne. Mitten auf dem Kopf eine zwei Finger breite Partie vom Oberkopf bis zur Stirn abteilen, die Haare hochziehen und wie gewünscht kürzen.

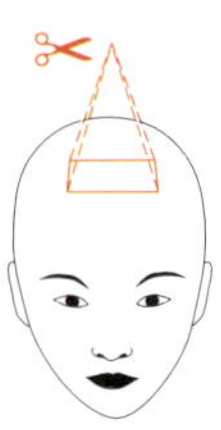

Alle Haare am Oberkopf zur Mitte hin auf einen Punkt „überziehen", d.h. der ersten Schnittlinie angleichen.

Dann die nächste Partie (einen Finger breit) von einer Seite abteilen, zusammen mit den bereits geschnittenen Haaren fassen, nach oben ziehen und auf gleiche Länge kürzen. Beide Seiten des Deckhaares bearbeiten, wobei immer die vorher geschnittene Linie die Basis ist.

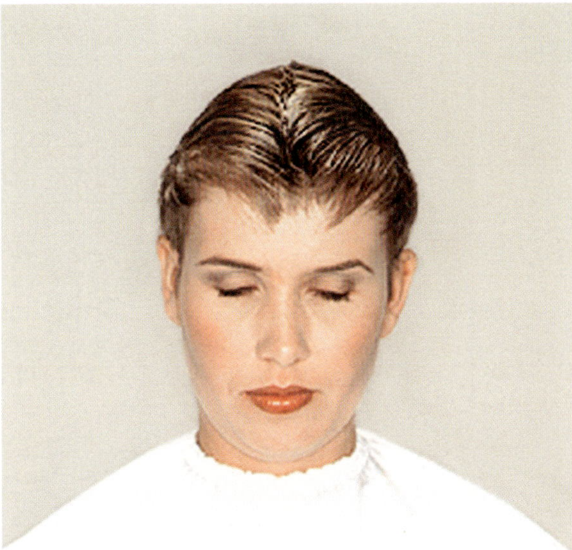

7/3

Wenn alle Deckhaare gekürzt sind, sieht es glatt-gekämmt so aus. Man kann deutlich sehen, daß sich der gesamte Oberkopf an der Mittellinie orientiert.

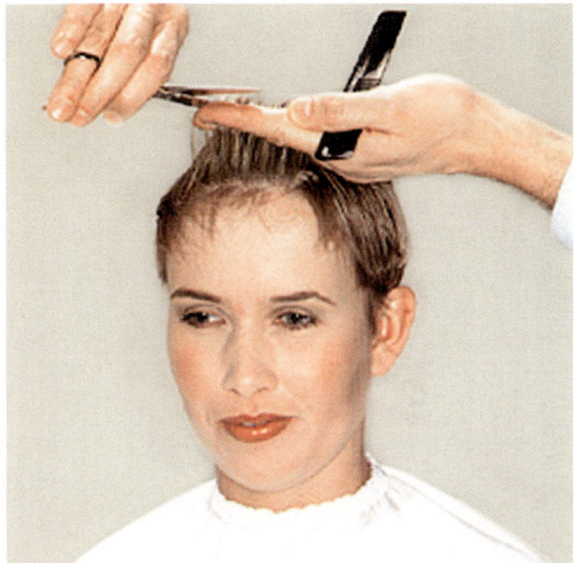

7/4

Jetzt arbeitet man sich von der Stirn beginnend erneut über den gesamten Oberkopf vor und kürzt die seitlich herausstehenden Spitzen. Dabei immer an der Kopfform orientieren. Es muß eine sauber geschnittene Linie, die zu beiden Seiten leicht abgerundet ist, entstehen.

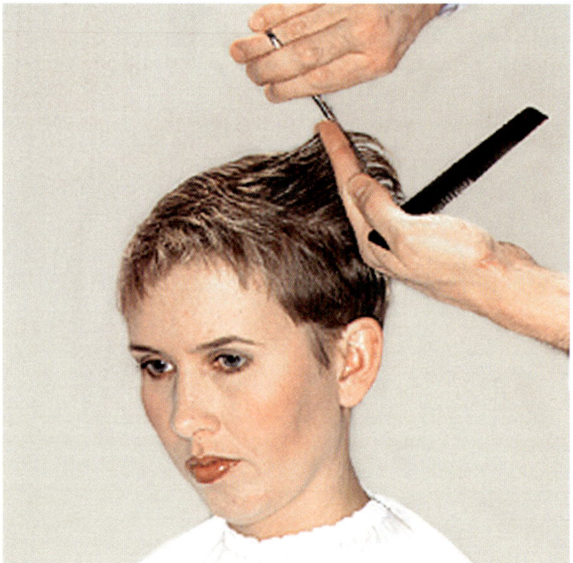

7/5

Um die Seitenpartien zu kürzen, faßt man die bereits geschnittenen Deckhaare zusammen mit einer Partie Seitenhaare. Auch hierbei der Kopfform folgen. So kann man einen fließenden Übergang schneiden. Dabei arbeitet man sich von vorne nach hinten vor.

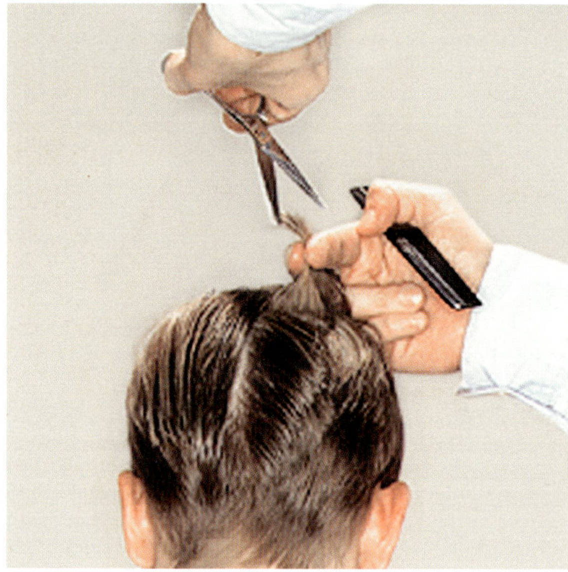

7/6

Genauso werden die Haare am Hinterkopf gekürzt. Man arbeitet sich von den Seiten jeweils zur Mitte des Hinterkopfes vor.

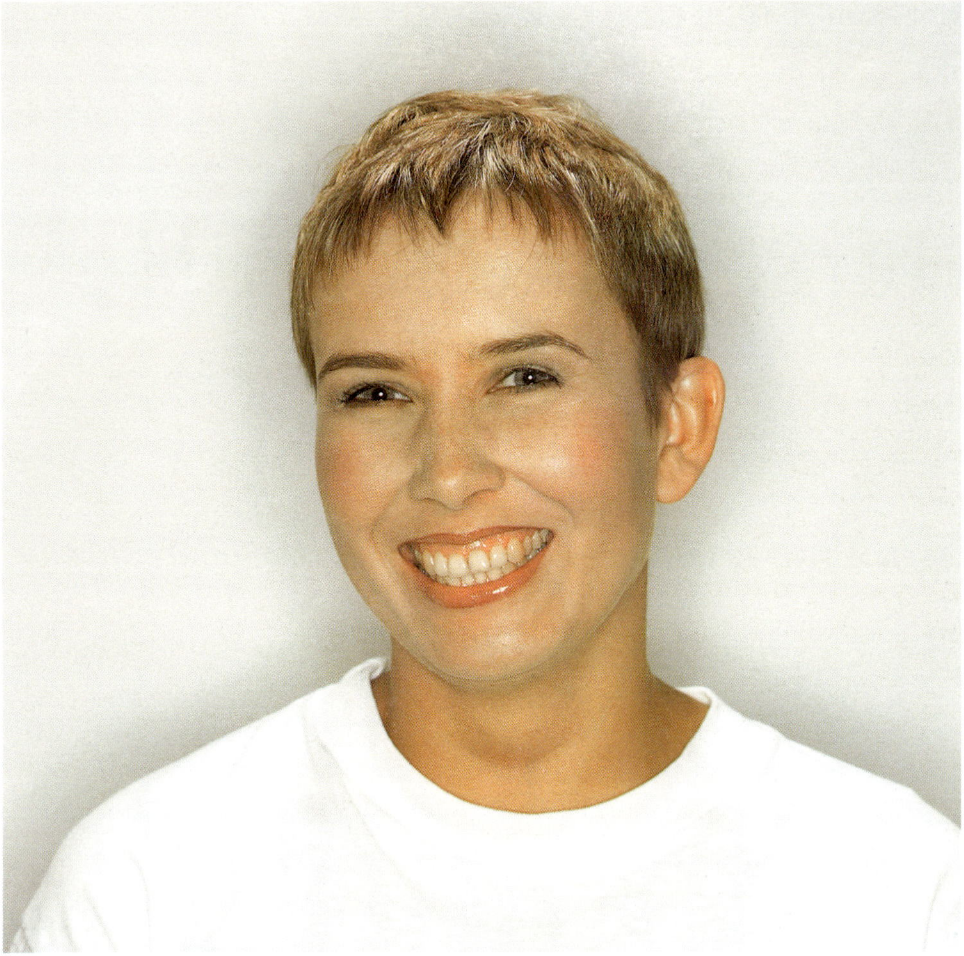

7/7

Der fertige Kurzhaarschnitt ist besonders unkompliziert in der Pflege.

Herrenhaarschnitte

Der gravierende Unterschied zwischen Damen- und Herrenhaarschnitten ist die Kontur: Sie muß bei den Männern immer eckiger und gerader sein. Auch die Koteletten sollten kantiger geschnitten werden. Sie müssen also beim Schneiden darauf achten, daß es keine Rundungen gibt.

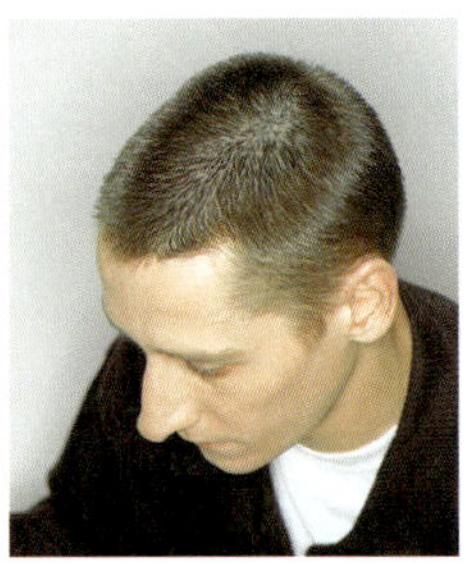

Maschinenschnitt

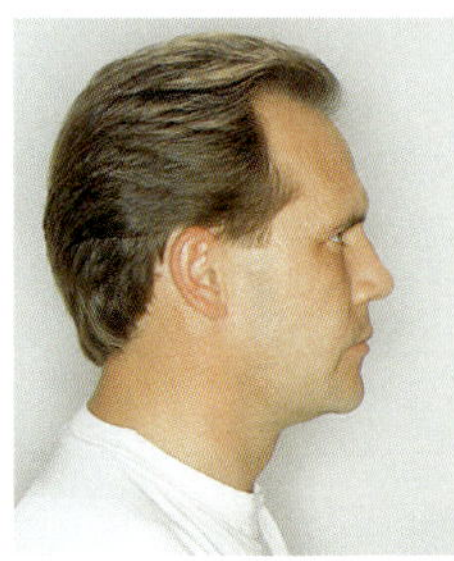

Kurzhaarschnitt

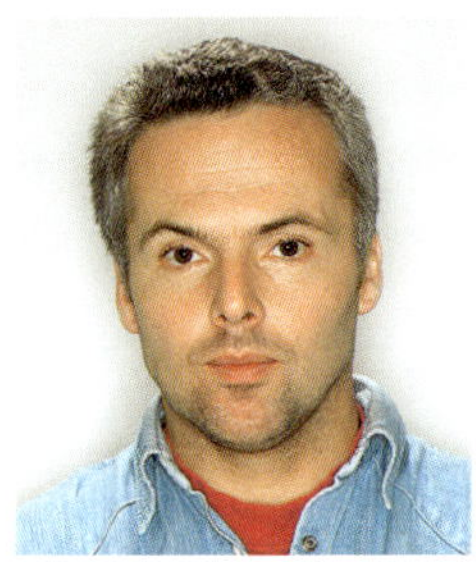

Konturen schneiden

Maschinenhaarschnitt

Der Maschinenschnitt eignet sich vor allem für sehr feine oder langsam zurückweichende Haare. Man benötigt dafür eine Haar- oder Bartschneidemaschine mit verschiedenen oder variablen Längenaufsätzen. Das Haar sollte trocken geschnitten werden. Am besten beginnt man mit dem 12-Millimeter-Aufsatz und nimmt später einen kürzeren Aufsatz, sollte das Haar noch zu lang sein.

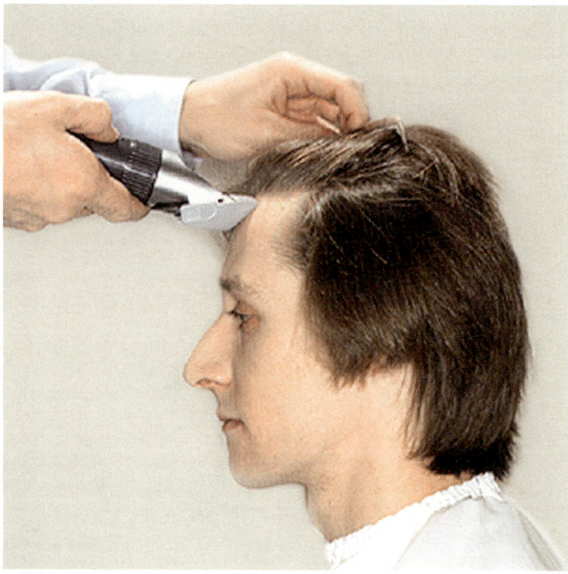

8/1

Man setzt die Maschine über der Stirn an und zieht sie langsam zum Hinterkopf durch. Das wiederholt man so oft, bis alle Haare dieser Schnittbahn eine Länge haben.

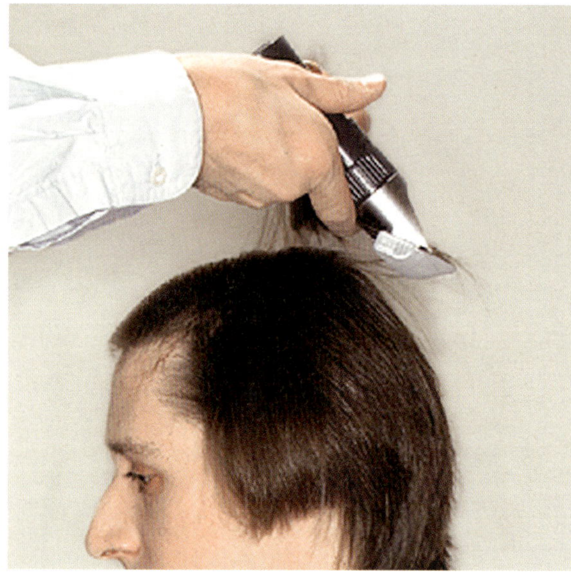

8/2

So verfährt man auf dem gesamten Oberkopf, bis zum höchsten Punkt am Hinterkopf. Dabei möglichst gegen die natürliche Wuchsrichtung arbeiten.

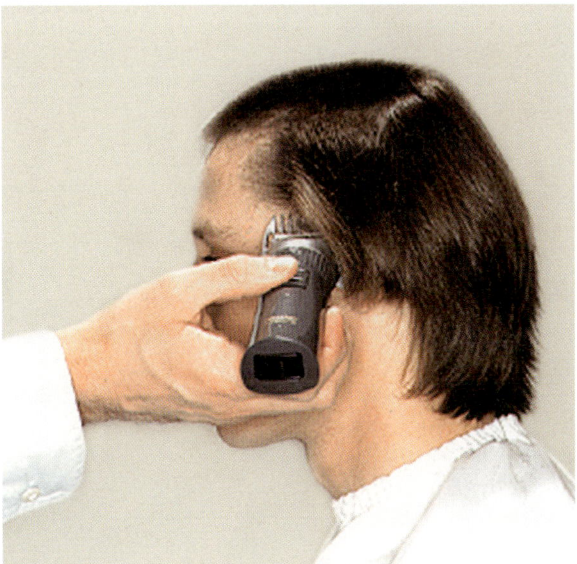

8/3

Um die Seiten zu kürzen, setzt man die Maschine stets unten an und führt sie nach oben.

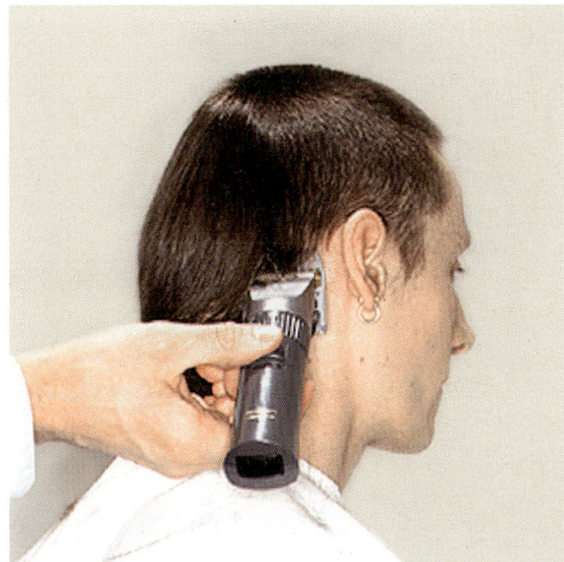

8/4

Auch zur Bearbeitung des Hinterkopfs setzt man die Maschine immer unten an und zieht sie zum Oberkopf hoch. Das wird wiederholt, bis alle Haare die gewünschte Länge haben.

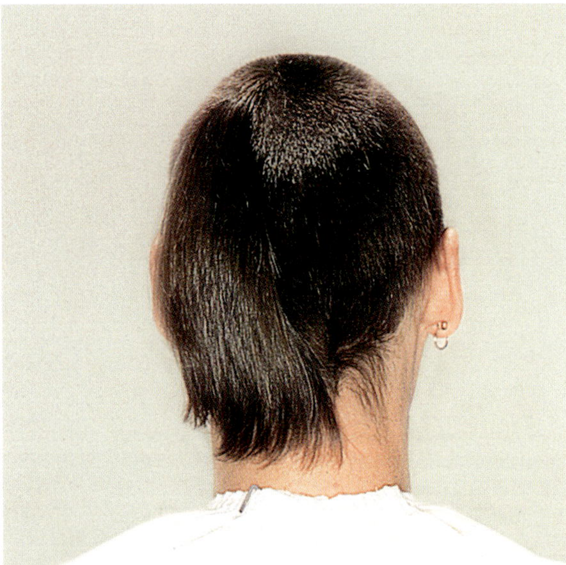

8/**5**

So bearbeitet man zunächst die eine Kopfhälfte und geht dann auf die zweite über.

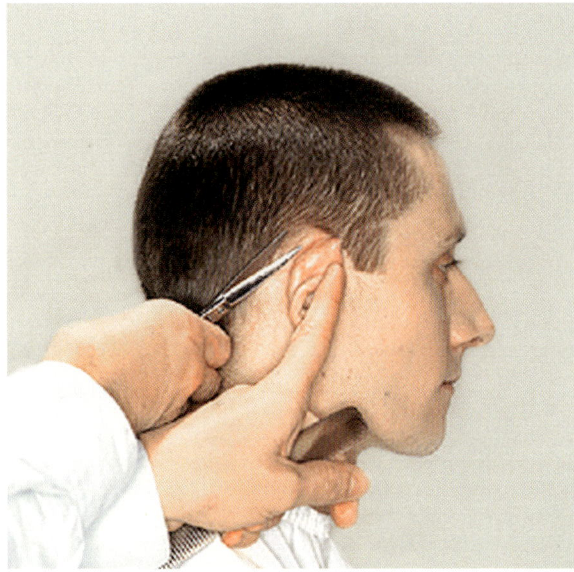

8/**6**

Die Konturen an den Seiten, hinter dem Ohr und unten werden mit der Schere nachgearbeitet.

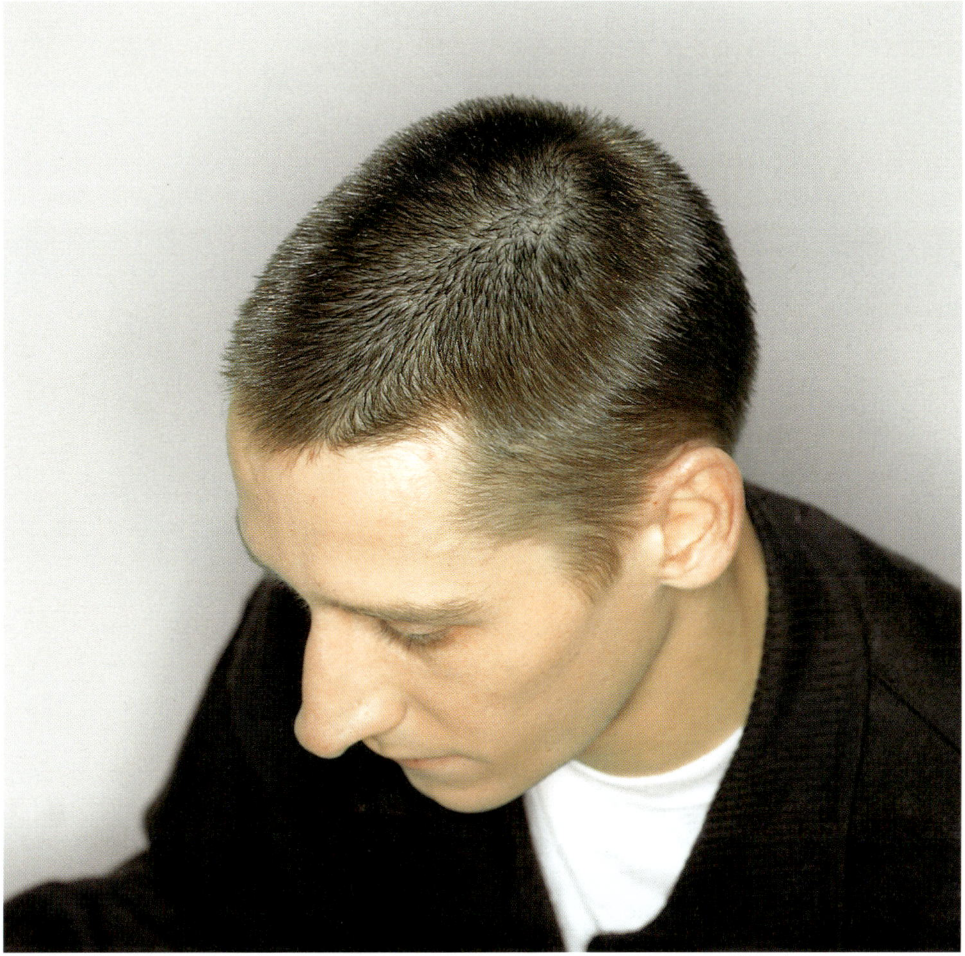

8/7

Der fertige Schnitt: die Haare glänzen besonders, wenn man Haarwachs oder Allzweckcreme hineingibt.

Kurzhaarschnitt

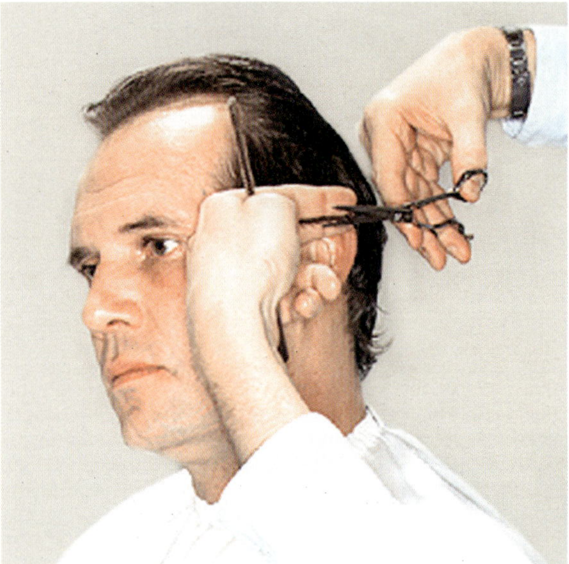
9/1

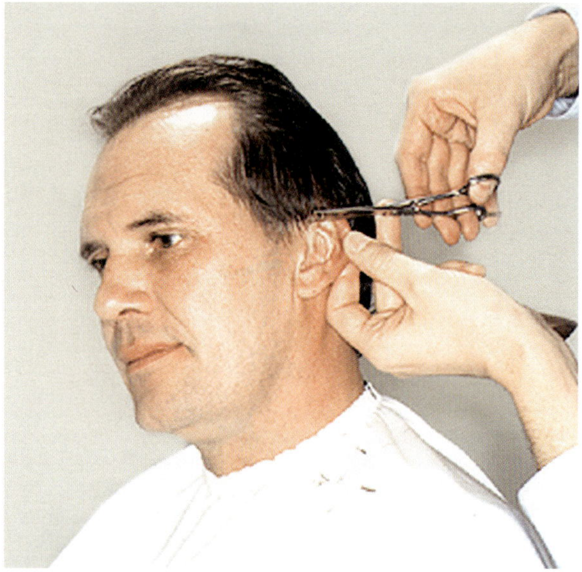
9/2

Nach dem Waschen werden die Haare ohne Scheitel nach hinten gekämmt. Den ersten Schnitt setzt man über dem Ohr an. Dabei die Haare zwischen den Fingern nach unten ziehen.

Dann wird die gekürzte Partie nach unten gekämmt und die Konturen nachgearbeitet. Man zieht das Ohr etwas nach unten, damit es nicht mit der Scherenspitze in Berührung kommt.

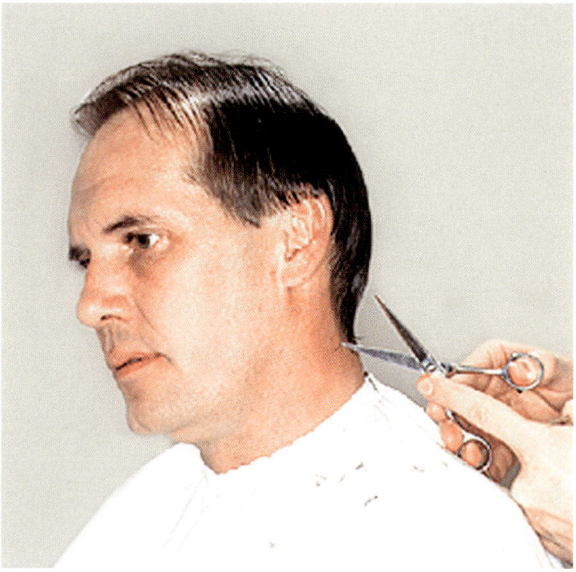

9/**3**

Die Linie vom Ohr zum Haaransatz im Nacken schneidet man vorsichtig direkt auf der Haut.

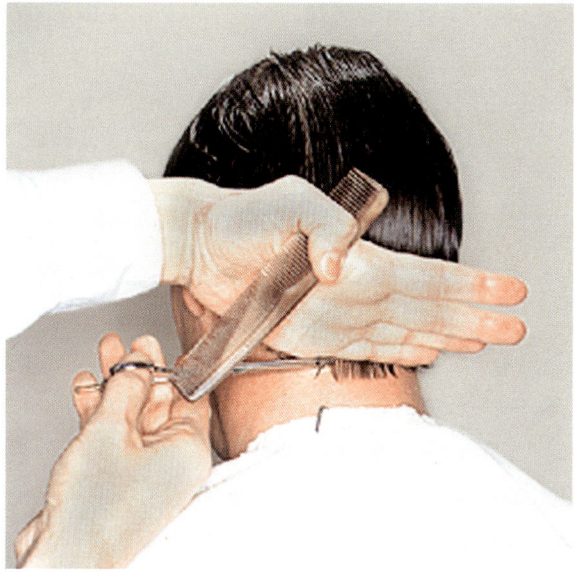

9/**4**

Am Hinterkopf kämmt man die Haare nach unten, drückt sie fest an und kürzt sie ebenfalls direkt auf der Haut.

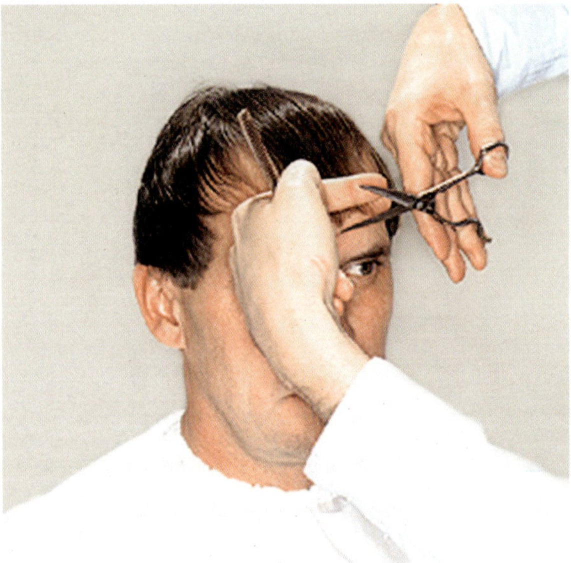

9/5

Um die Haare des Oberkopfs zu schneiden, kämmt man alle nach vorne und kürzt sie auf die gewünschte Länge. Dies gilt dann als „Basislänge".

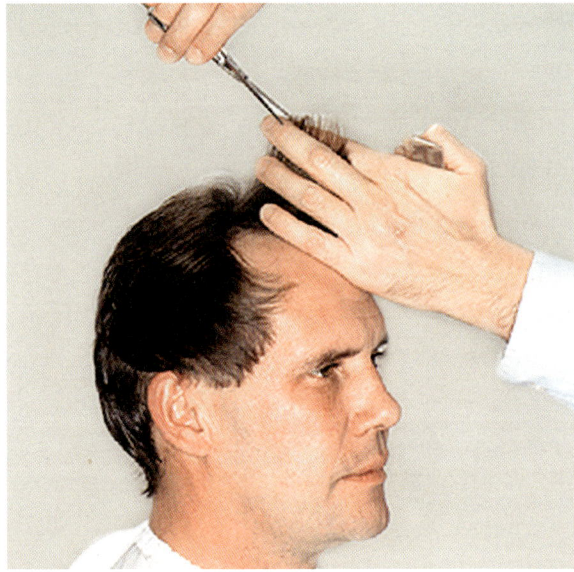

9/6

Alle restlichen Haarpartien des Oberkopfes gleicht man der ersten Schnittlänge vorne an. Sie werden dafür senkrecht nach oben gekämmt und auf die Basislänge vorne gekürzt (vgl. auch Frauenhaarschnitt 7/2).

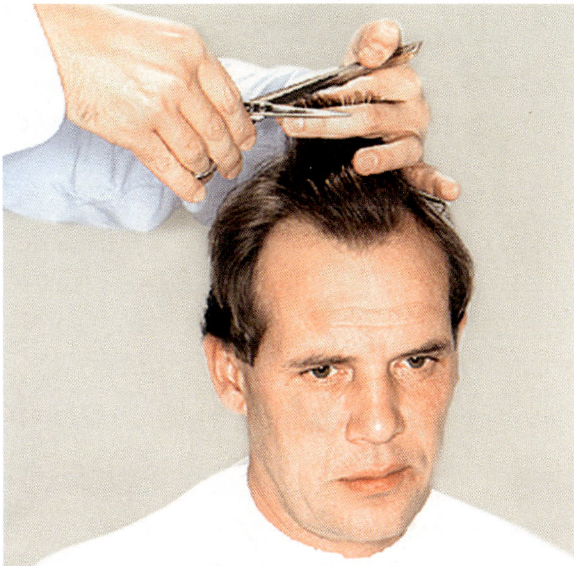

9/7

Dann arbeitet man das Deckhaar nochmal von vorne nach hinten nach, indem waagerecht kleine Haarpartien abgeteilt werden und die Schnittlinie leicht abgeteilt wird (vgl. auch 7/4).

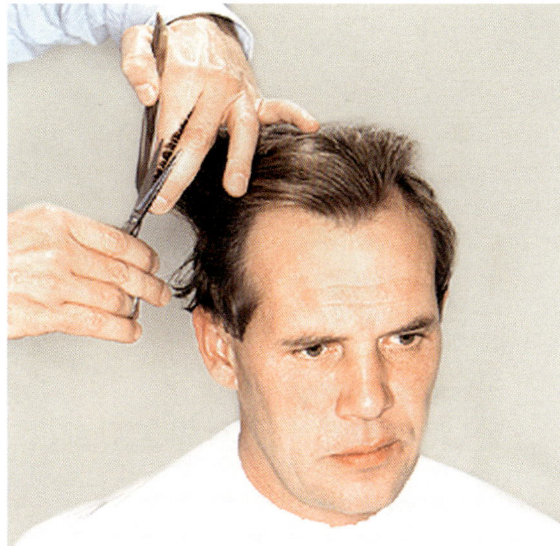

9/8

Die Seitenhaarlänge wird dem Deckhaar angeglichen. Die Basis für akkurate Stufen ist das senkrechte Hochziehen der einzelnen Partien vom Kopf nach oben.

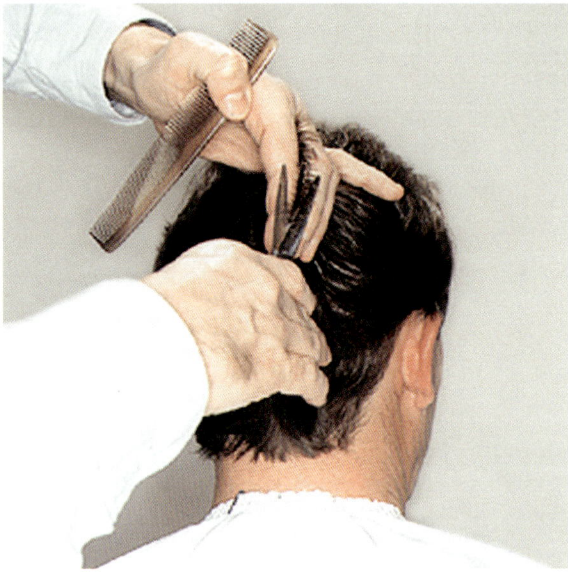

9/9

Jetzt wird die Schnittlänge der Seiten durch senkrechtes Abteilen der Haare auf den Hinterkopf übertragen.

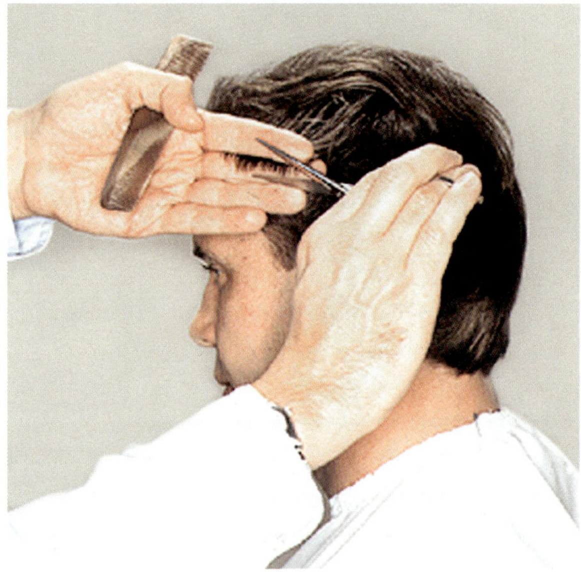

9/10

Zum Überprüfen des Haarschnitts nimmt man jeweils waagerechte Partien des Haares auf und schneidet überstehende Spitzen weg.

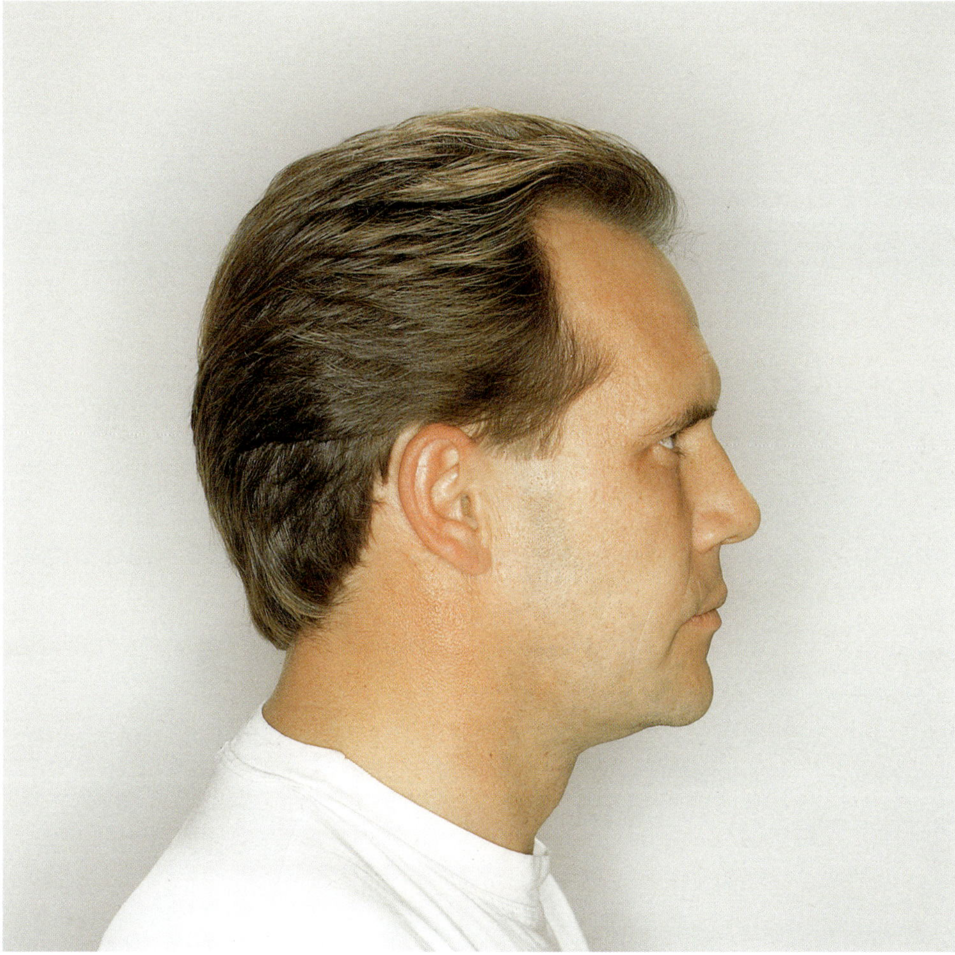

9/11

Ein korrekter Herrenhaarschnitt, der alle sechs Wochen nachgeschnitten werden sollte.

Konturen schneiden

(nur für sehr kurze Haare)

Manchmal sind nur die Konturen etwas „ausgefranst“ und müssen korrigiert werden. Das fällt bei sehr kurzen Haarschnitten natürlich besonders schnell auf. Das Konturenschneiden dauert nicht lange, hat aber einen sehr positiven Effekt auf die Frisur.

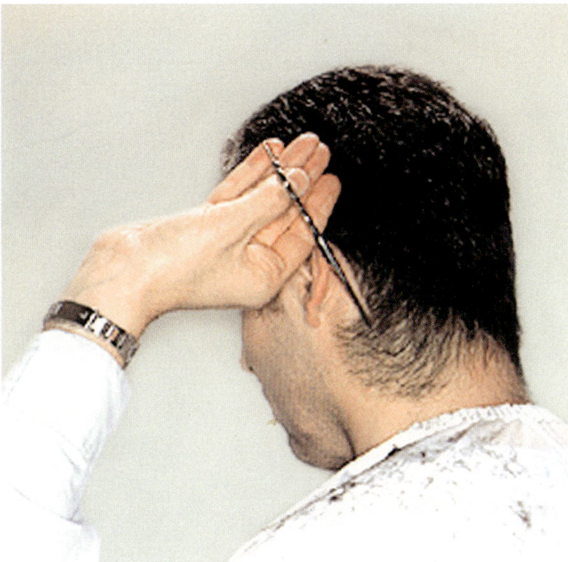

10/1

Die Haare werden trocken von oben nach unten gekämmt. Die Konturen schneidet man mit der Schere direkt auf der Haut nach.

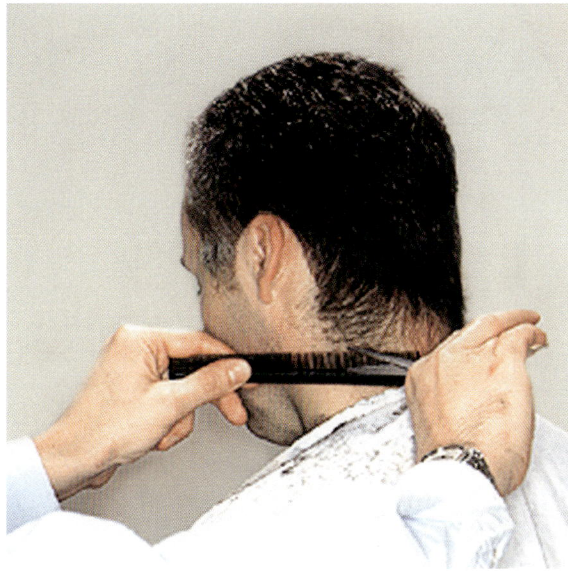

10/2

Dann kürzt man mit der „Schere-über-Kamm-Technik"(siehe Seite 94 „Fragen") von unten nach oben die Haare durch.

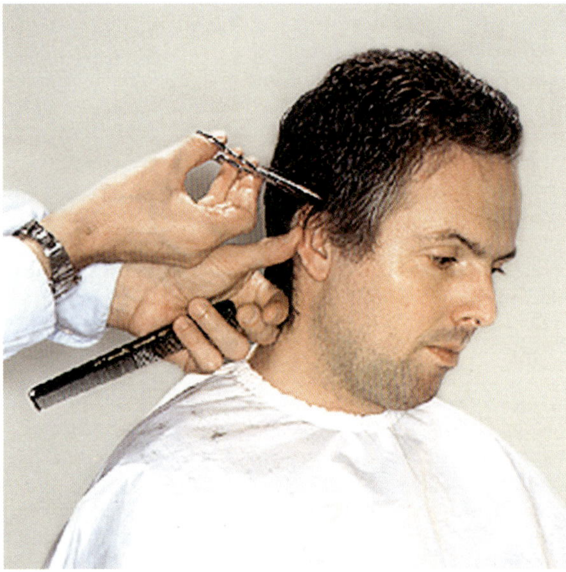

10/**3**

Die Koteletten und die Konturen über den Ohren werden mit der Schere ebenfalls direkt auf der Haut geschnitten. Dafür zieht man das Ohr leicht nach unten.

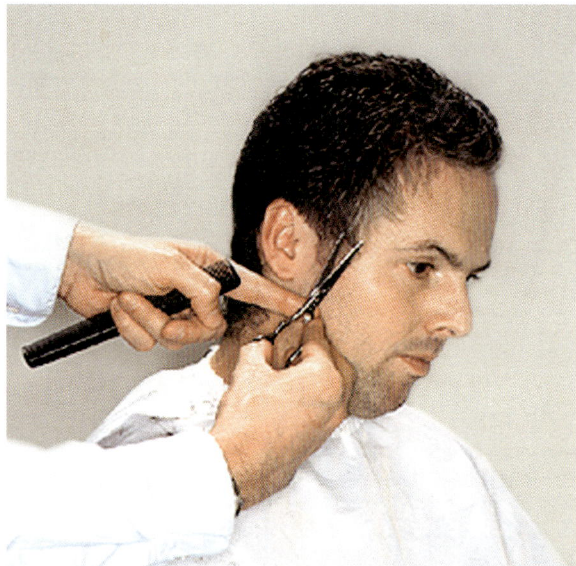

10/**4**

Die Seitenpartien nach vorne kämmen und etwa überstehende Spitzen korrigieren.

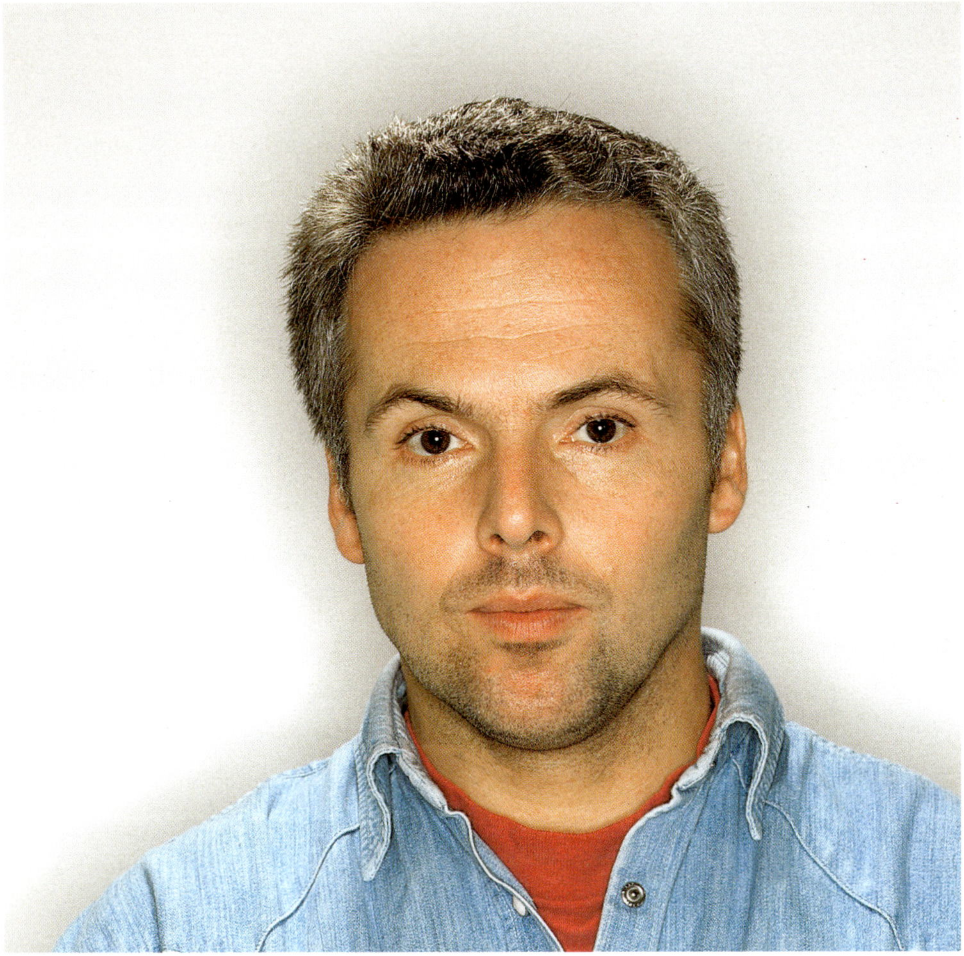

10/**5**

Durch den Konturenschnitt läßt sich ein kompletter Haarschnitt hinauszögern.

Kinderhaare

Der Friseurbesuch macht den meisten Kindern wenig Spaß. Sie haben keine Lust, lange stillzusitzen, auch wenn sie den Mann oder die Frau mit der Schere und den großen Umhang eigentlich ganz okay finden. Darum sollten Kinderhaarschnitte auch zu Hause zügig erledigt werden, um die Kleinen nicht zu strapazieren und ihnen so das Haareschneiden zu verleiden. Wählen Sie eine ruhige Phase des Tages ohne Störungen und Hektik.

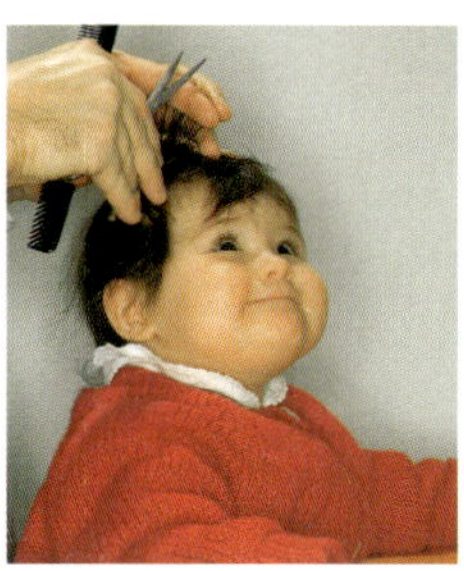

Der erste Haarschnitt

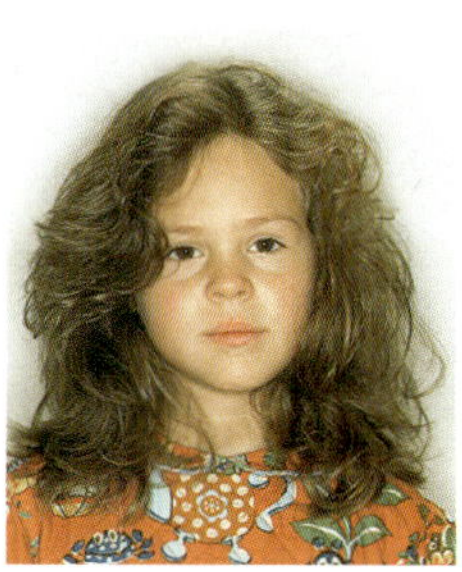

Lang und gestuft

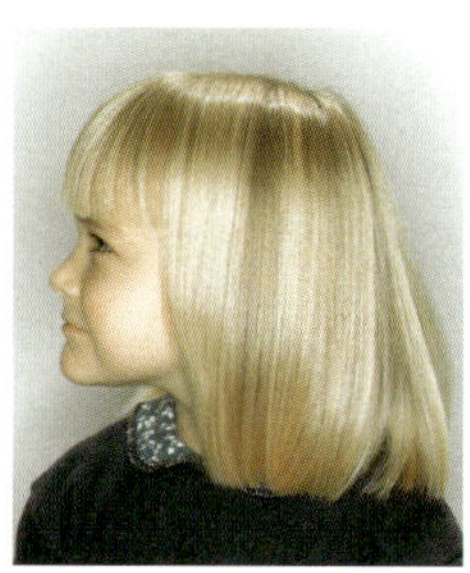

Halblanger Pagenkopf

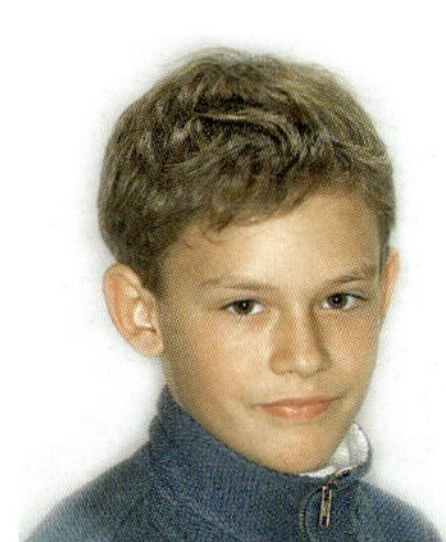

Jungenschnitt I

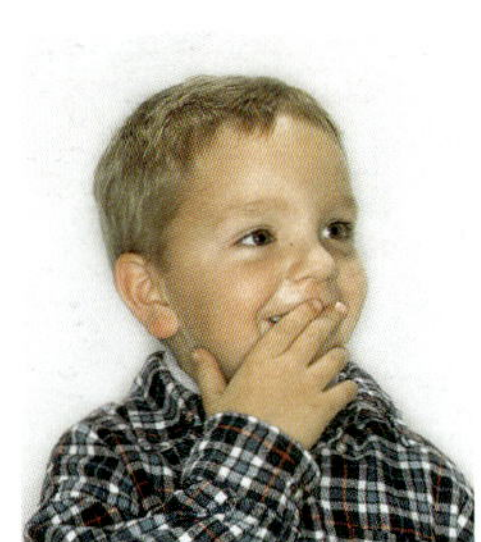

Jungenschnitt II

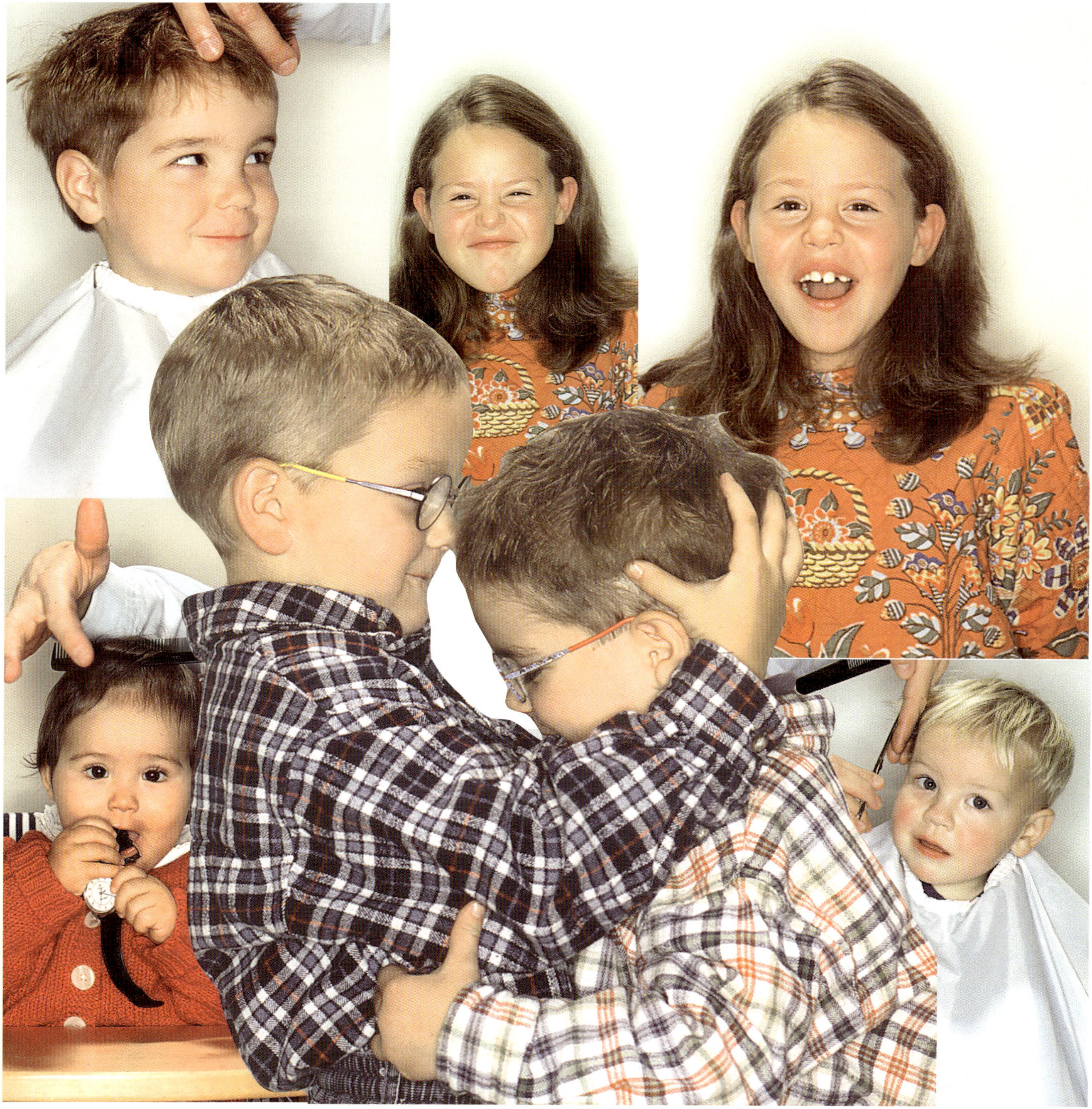

Der erste Haarschnitt

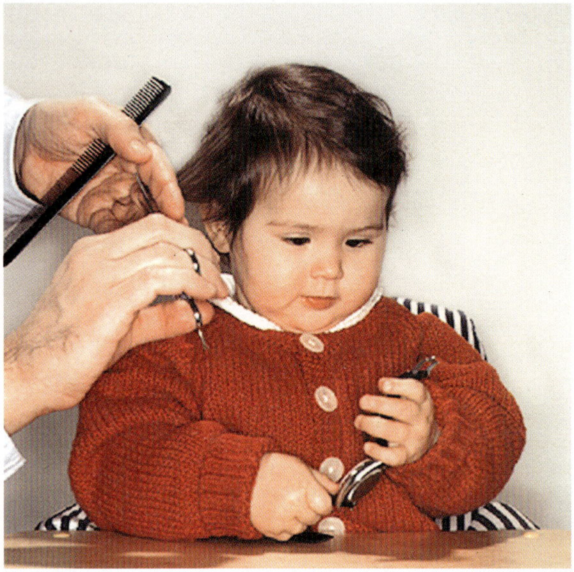

11/1

Babys halten selten still, darum müssen die Haare waagerecht vom Kopf weggezogen und immer zwischen den Fingern – und zwar trocken – geschnitten werden.

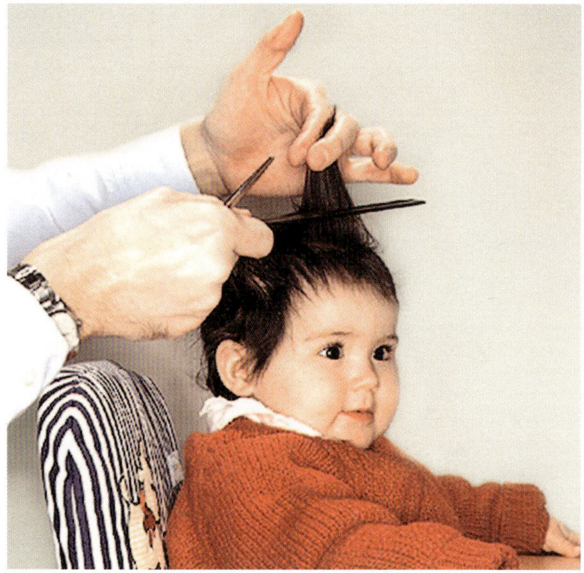

11/2

Die Deckhaare oben waagerecht abteilen und von vorne nach hinten durcharbeiten.

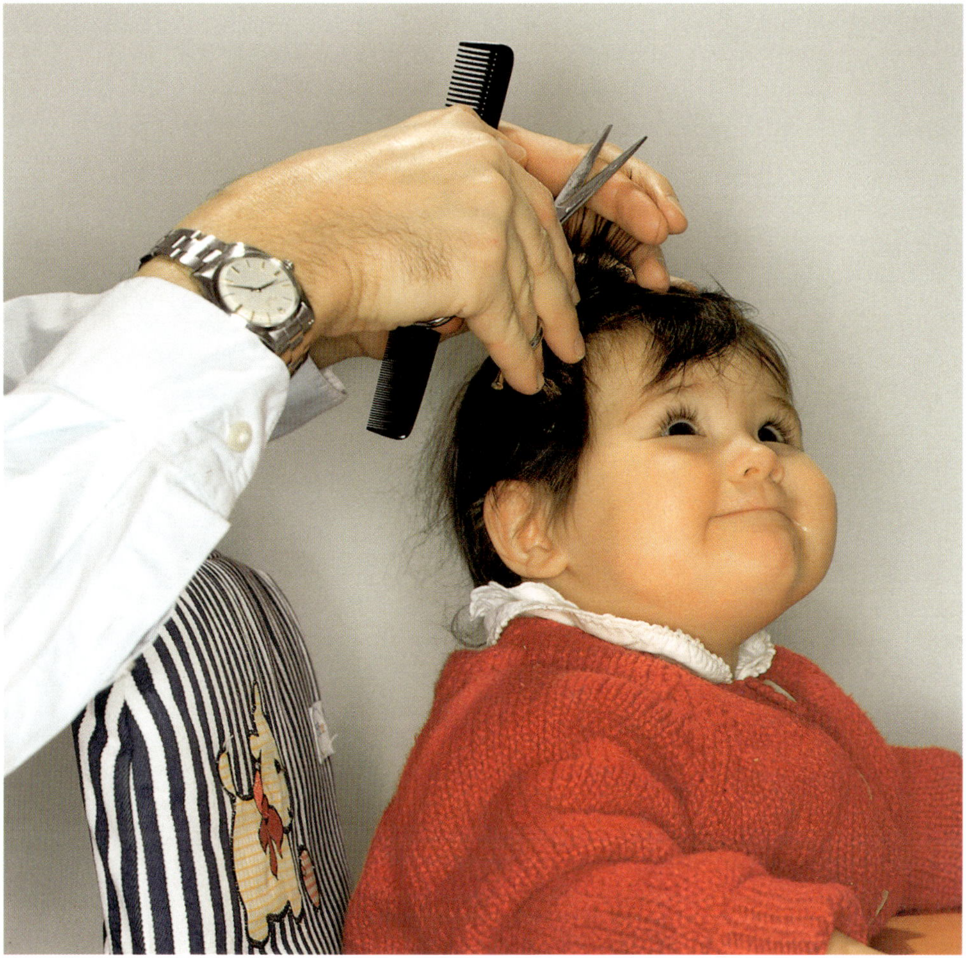

11/3

Wichtiger als ein korrekter Schnitt ist es, das Kind spielerisch an den Umgang mit seinem Haar zu gewöhnen.

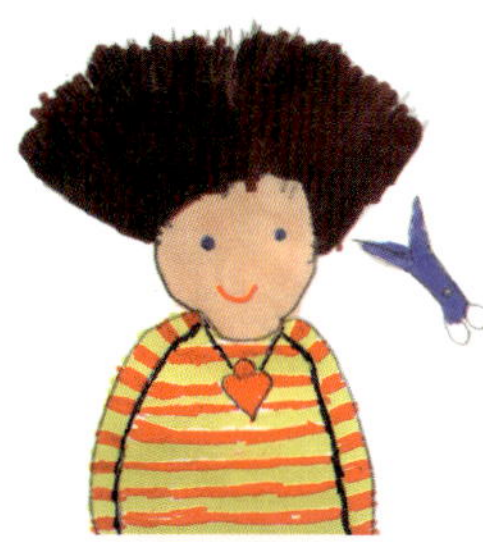

Langer gestufter Kinderhaarschnitt – Mädchen

Lange Kinderhaare schneidet man am besten feucht bzw. nach dem Ausdrücken in einem Frotteehandtuch. Um die Kinder nicht unnötig zu strapazieren, indem Partie für Partie abgeteilt wird wie bei anderen Stufenschnitten, eignet sich der folgende Schnitt besonders gut, denn er ist sehr schnell gemacht. Besprechen Sie vorher genau die gewünschte Länge mit Ihrem Kind. Sonst kann es leicht Tränen geben.

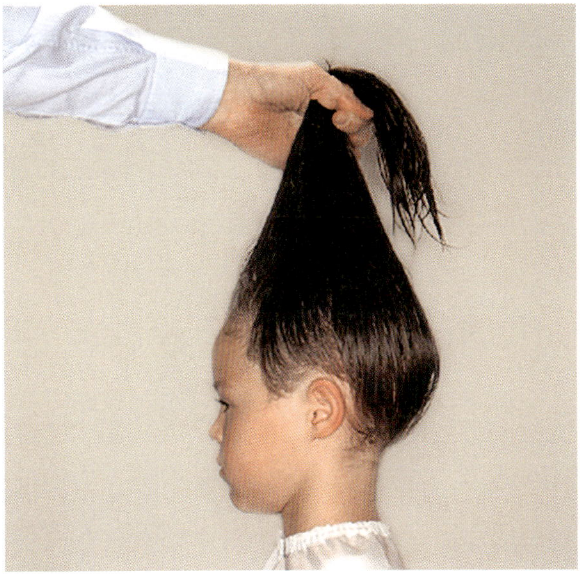

12/1

Sollen die Haare stark durchgestuft werden, dann kämmt man alles straff nach oben.

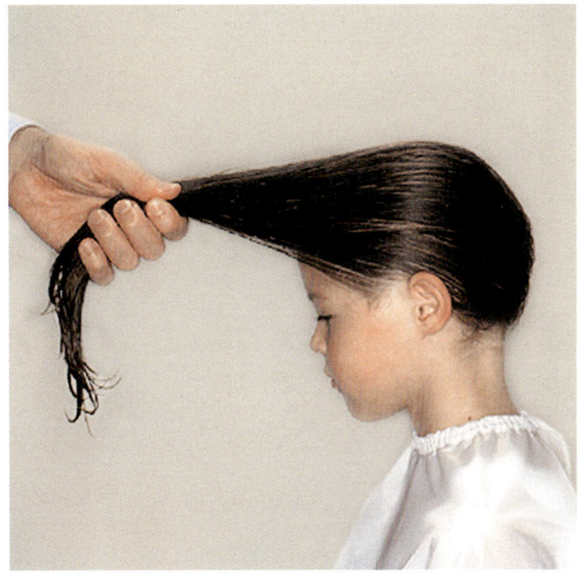

12/2

Sollen die Stufen nicht so auffällig sein – wie bei diesem Haarschnitt –, kämmt man alles straff nach vorne.

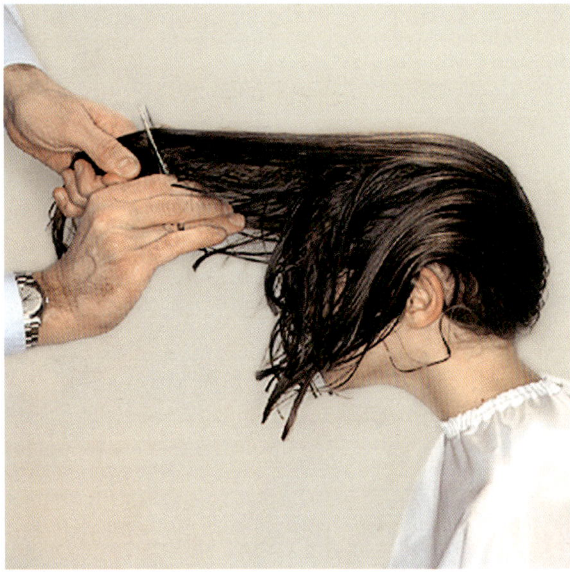

12/3

Man schneidet von den nach vorne gestrafften Haaren mit einem Schnitt von unten nach oben soviel ab, daß die gewünschte Basislänge erreicht wird.

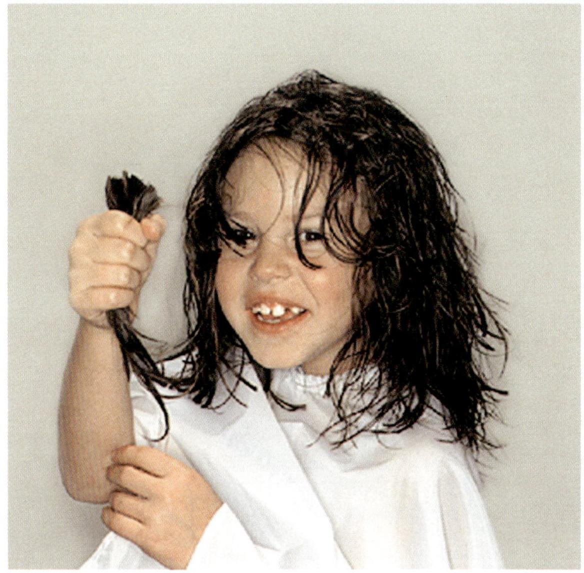

12/4

Man sieht deutlich, daß das Haar jetzt schon durchgestuft ist. Nun kann der Rest – die Außenlinie und der Pony – geschnitten werden.

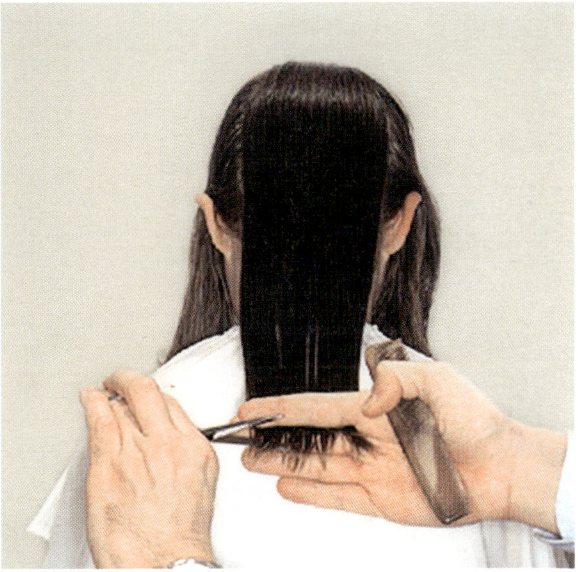

12/5

Alle Haare gerade nach unten kämmen, hinten eine breite Partie abteilen und die Linie begradigen.

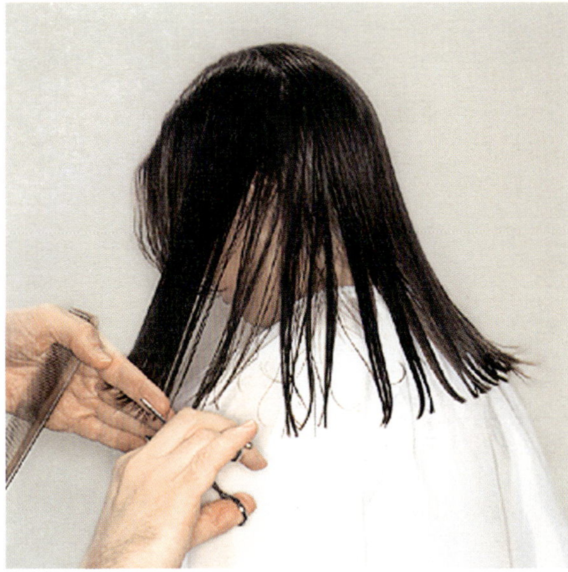

12/6

So arbeitet man sich von hinten zu beiden Seiten nach vorn vor. Der Kopf des Kindes sollte dabei gesenkt sein.

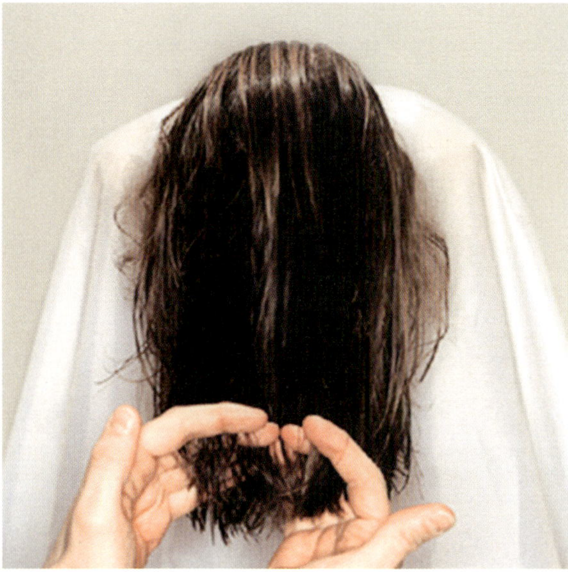

12/7

Wenn das Kind den Kopf nach vorn beugt, kann man die korrekte Länge prüfen.

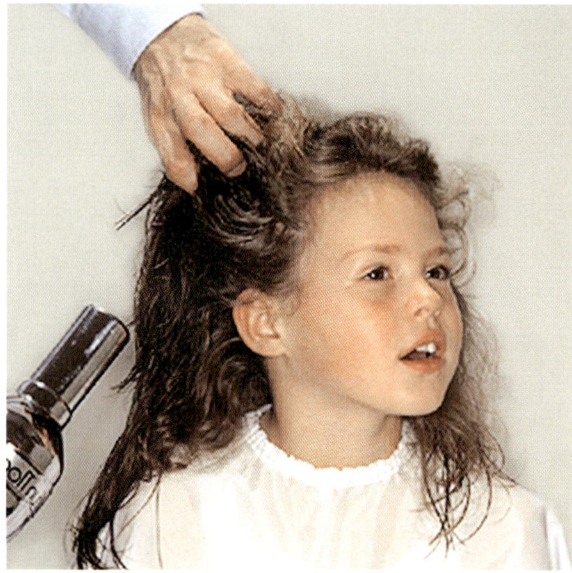

12/8

Zum Schluß werden die Haare locker kreuz und quer trockengeföhnt.

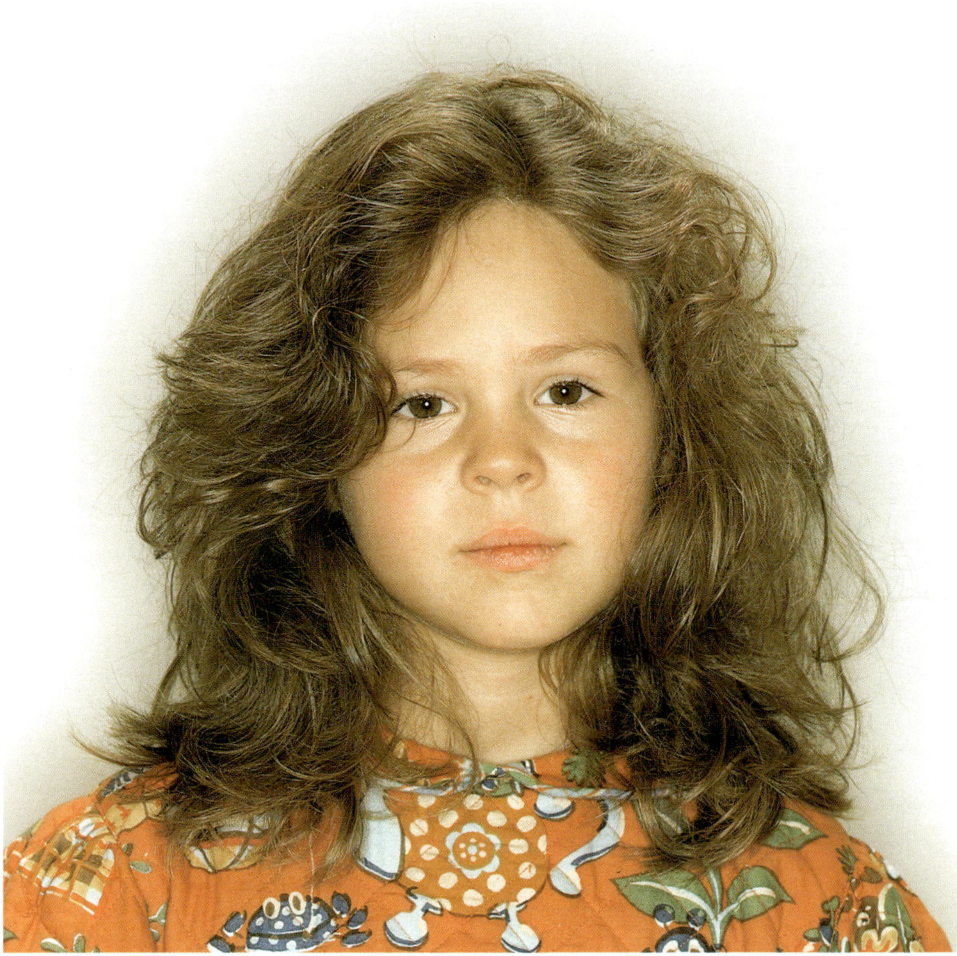

12/9

Solche Wuschellocken wie bei Tessa ergeben sich bei naturgelocktem Haar.

Halblanger Pagenkopf – Mädchen

Dieser klassische Schnitt eignet sich besonders gut für feines Kinderhaar. Da er gleichlang und unten gerade geschnitten ist, wirkt das Haar viel voller. Außerdem kann man aus dieser Länge noch einen kleinen Pferdeschwanz binden.

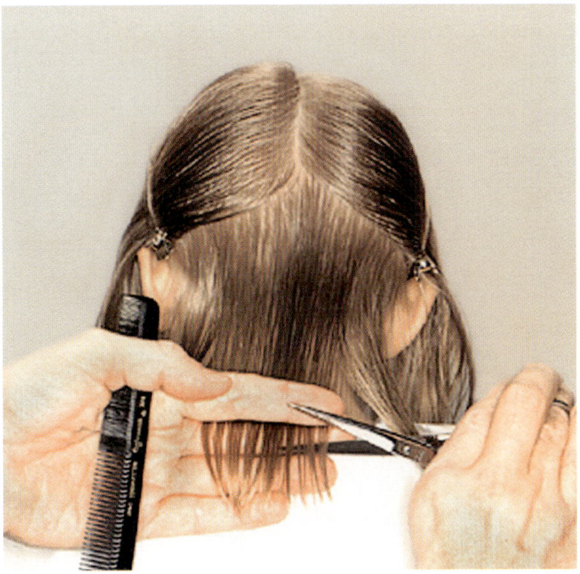

13/1

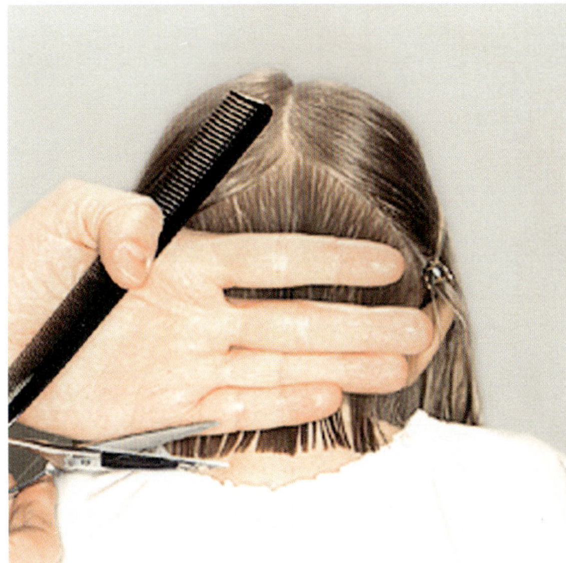

13/2

Die ziemlich feuchten Haare werden nach hinten gekämmt. Von vorn bis hinten einen Mittelscheitel und am Hinterkopf einen waagerechten Scheitel ziehen (vgl. dazu auch Schnitt 1). Der erste Schnitt legt die Länge fest. Der Kopf sollte dabei nach vorn geneigt sein.

Die erste gekürzte Partie kämmen, an die Haut drücken und die Länge eventuell korrigieren. Mit waagerechten Scheiteln zum Oberkopf vorarbeiten und alles auf die hintere Länge kürzen.

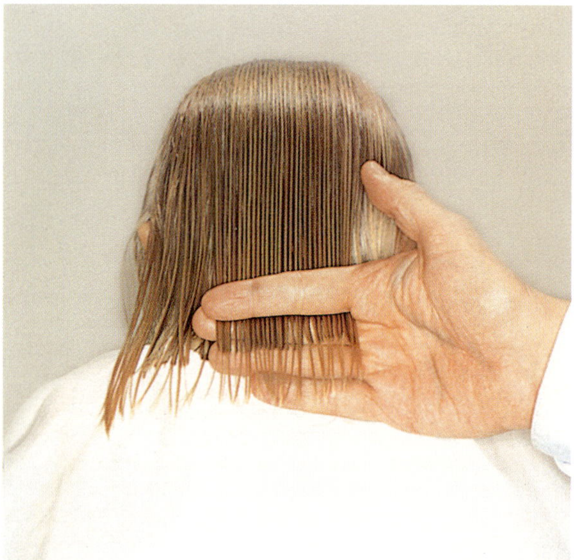

13/3

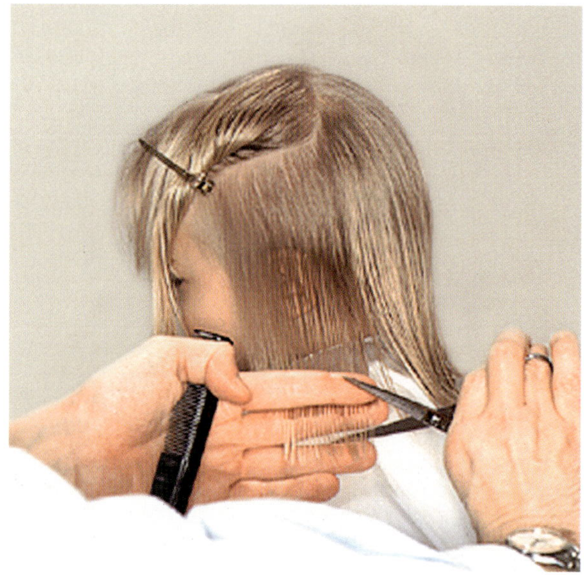

13/4

Der Blick auf den Hinterkopf zeigt: Alle Haare werden nicht nur vom Oberkopf, sondern direkt von der Stirn nach hinten gekämmt und der vorgegebenen Linie angepaßt.

Die Seitenpartien durch einen waagerechten Scheitel über dem Ohr abteilen und die restlichen Haare festclipsen. Auf die hintere Länge kürzen und zum Kinn hin etwas länger lassen.

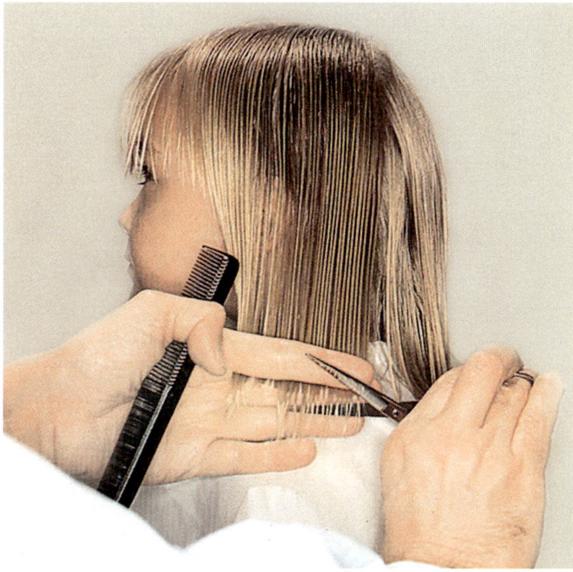

13/5

Seitlich arbeiten wir uns partienweise bis zum Mittelscheitel vor.

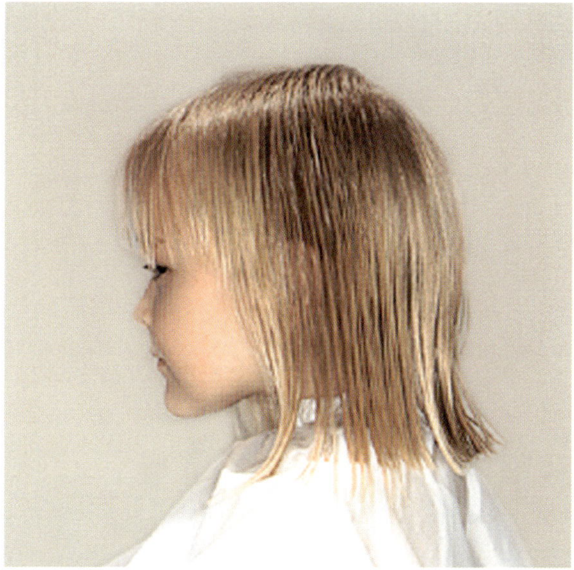

13/6

Obwohl der Pagenkopf so einfach aussieht, ist er doch einer der schwierigsten Schnitte, weil man sehr korrekt arbeiten muß. Über dem Ohr z.B. muß das Haar vor dem Schneiden locker heruntergekämmt werden, sonst gibt es plötzlich Zacken in der unteren Linie.

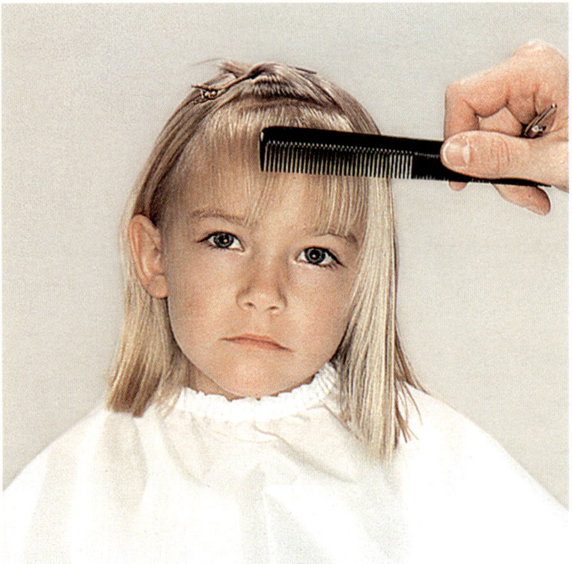

13/7

Den Pony teilt man – wie bei Schnitt 3/1 und 3/2 beschrieben – ab und schneidet ihn dann entsprechend den Arbeitsschritten 3/3 und 3/4. Wie bei 3/5 korrigieren.

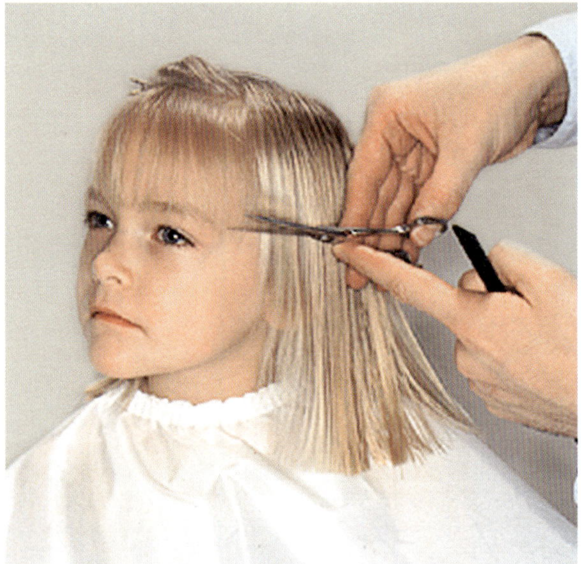

13/8

Zum Schluß die Haare nochmals locker nach vorn kämmen und freihändig die Linie nachschneiden. Beachten Sie bitte die Verletzungsgefahr bei zappelnden Kindern!

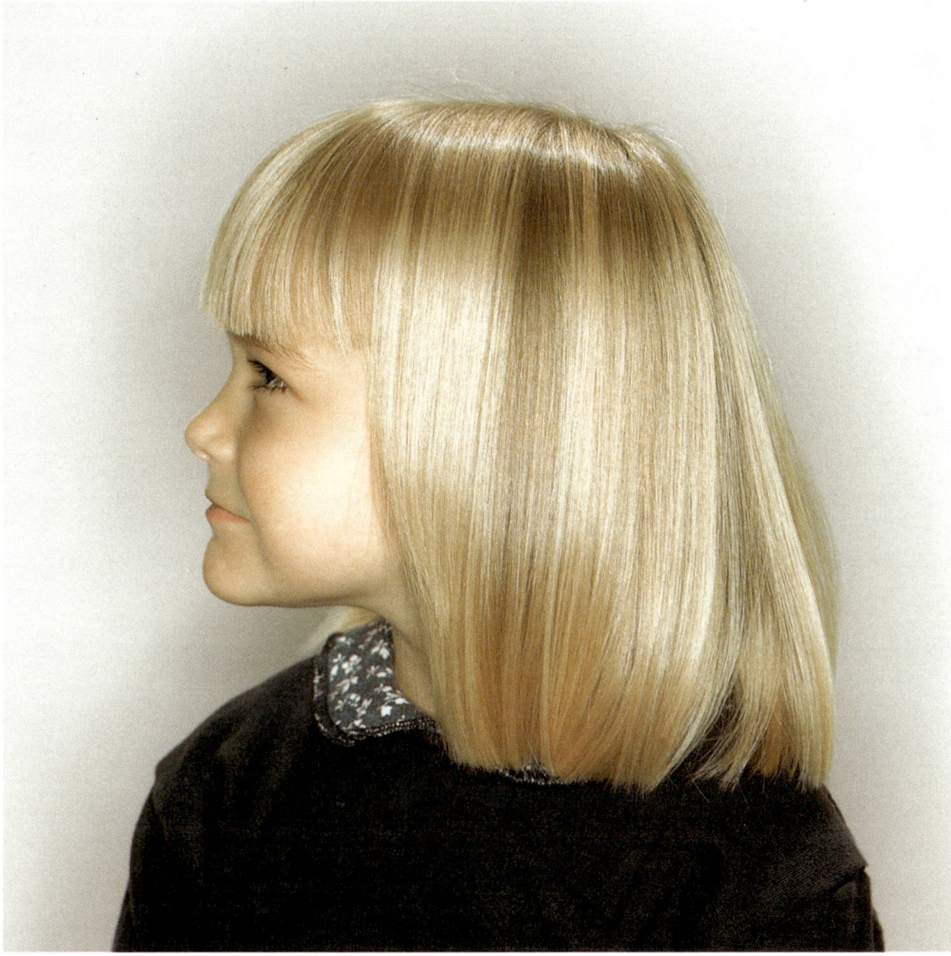

13/9

Rundum gelungen: Für den Pagenkopf braucht man ein ruhiges Händchen.

Stufiger Kurzhaarschnitt – Jungen I

Dieser Schnitt ist ein richtiger Renner. Er steht eigentlich jedem Jungen, ist besonders pflegeleicht, frech und unkompliziert. Man kann ihn mit allen zehn Fingern durchkämmen, und er sieht immer gut aus. Alle sechs bis sieben Wochen sollte er nachgeschnitten werden.

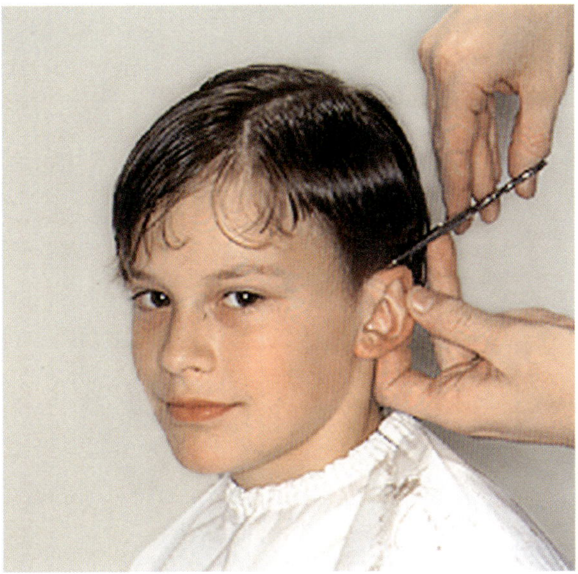

14/1

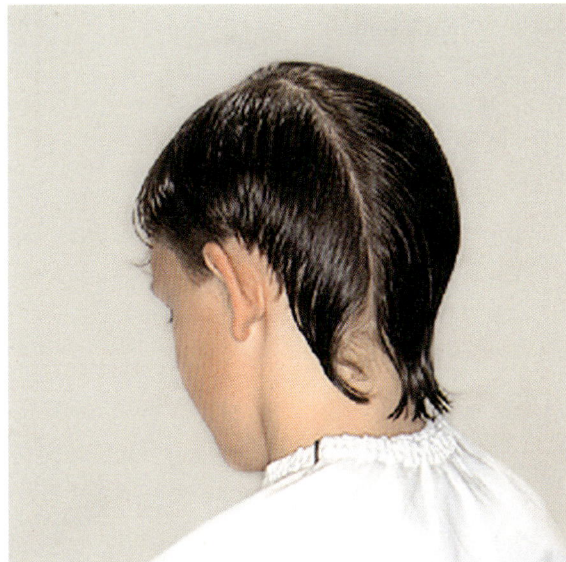

14/2

Die gewaschenen Haare werden von einem rechts oder links sitzenden Scheitel aus nach unten gekämmt. Mit dem ersten Schnitt kürzt man die Konturen über den Ohren. Die obere Hälfte des Ohrs dafür leicht nach unten ziehen.

Um den Übergang von den Seiten zum Nacken zu schneiden, teilt man die Haare hinten ebenfalls mit einem seitlichen Scheitel.

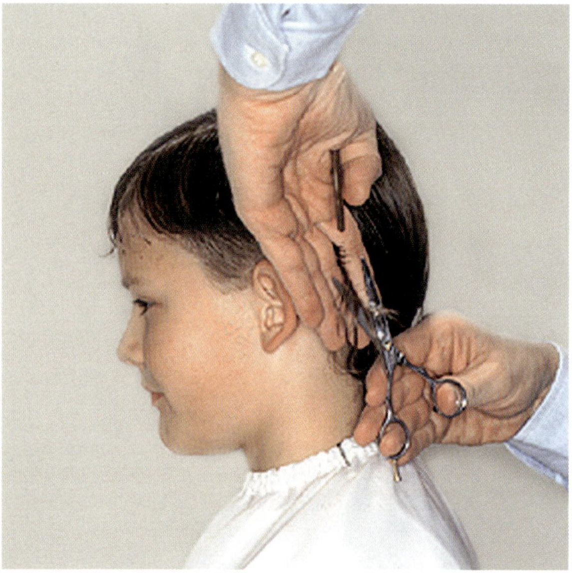

14/3

Die Außenlinie vom Nacken zur Seitenlinie schneidet man zwischen den Fingern entlang der Kopfform.

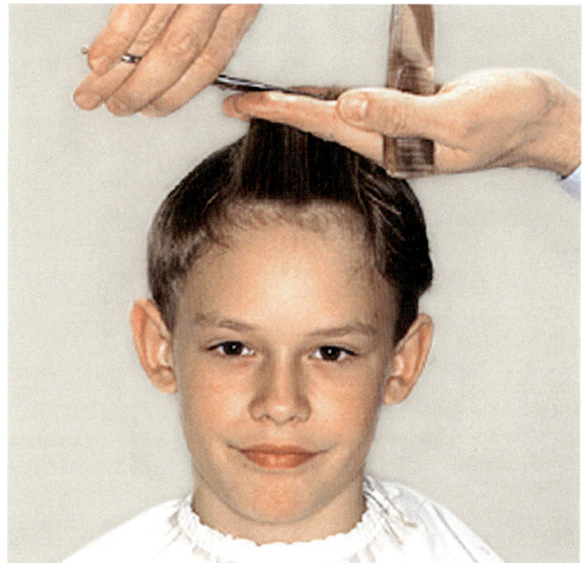

14/4

Um das Deckhaar zu kürzen, nimmt man eine waagerecht abgeteilte Partie Haare auf. Mit diesem Schnitt legt man die Länge des Deckhaares fest.

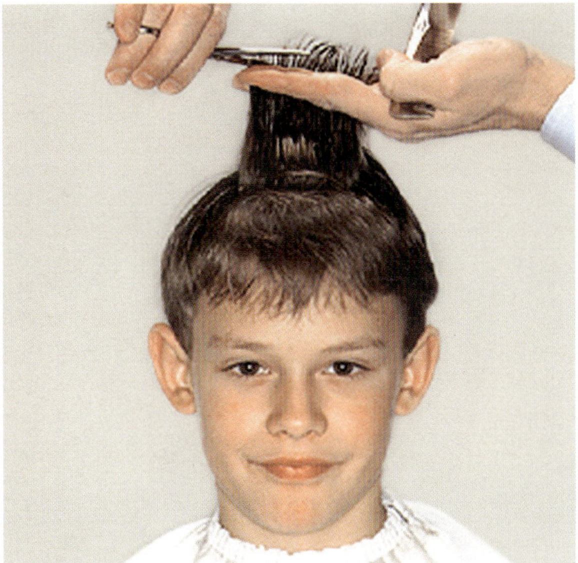

14/5

Dann arbeitet man sich von vorne über den gesamten Oberkopf nach hinten bis zum obersten Scheitelpunkt vor.

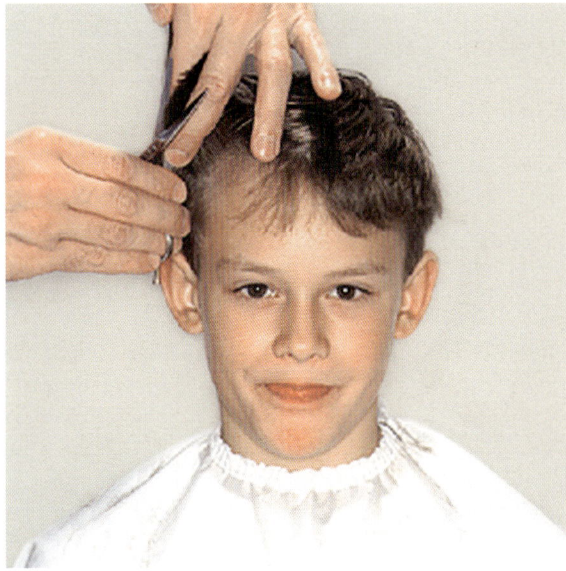

14/6

Die Seiten schneidet man, indem die Haare partienweise zwischen die Finger genommen werden – vom Oberkopf nach unten und von vorn nach hinten.

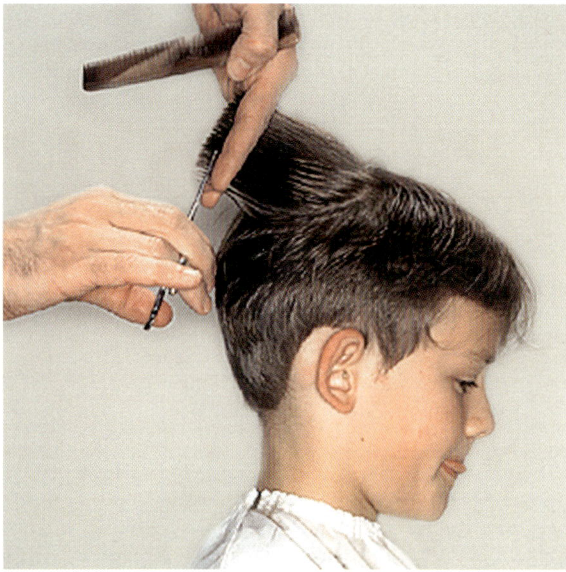

14/7

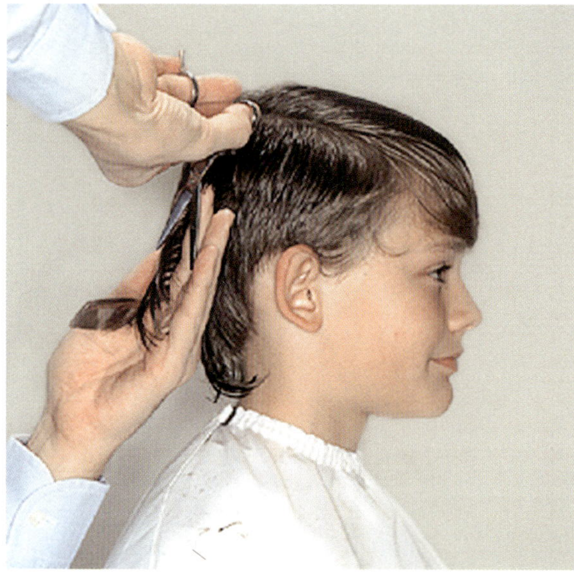

14/8

Um eine schöne Hinterkopflinie zu bekommen, nimmt man die längsten Deckhaare oben und einige Haare vom Hinterkopf zusammen und schneidet überstehende Haare ab.

So nimmt man partienweise das Haar vom Hinterkopf zum Kürzen zwischen die Finger.

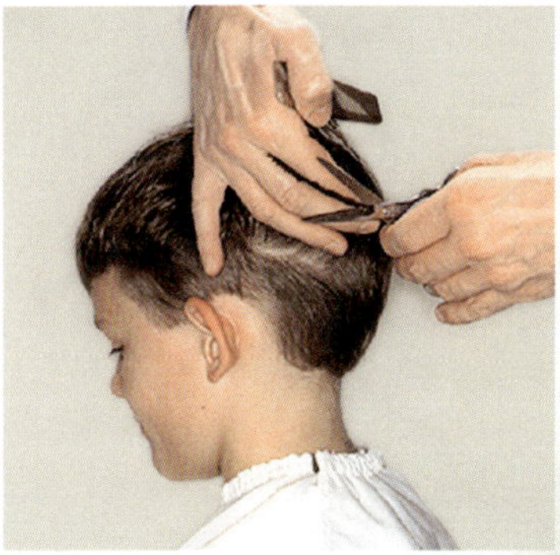

14/9 *

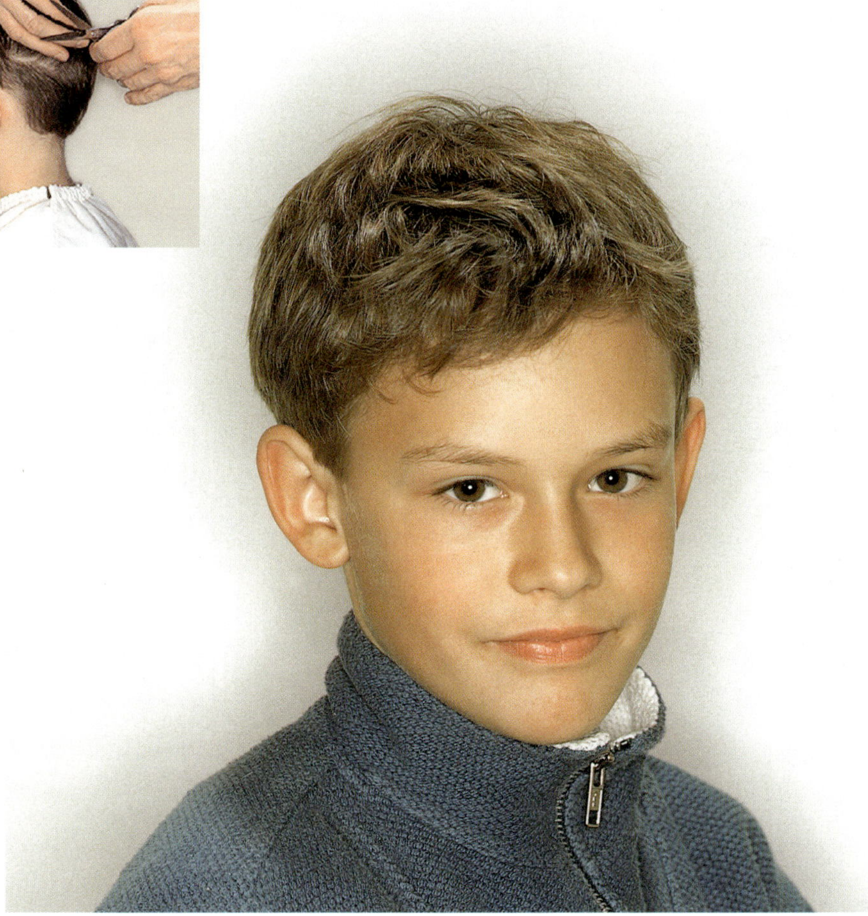

14/10

Christophers Schnitt hat keinen Scheitel, wirkt unkompliziert und locker.

* Um die korrekten Längen zu überprüfen, nimmt man am ganzen Kopf nochmals die Haare partienweise waagerecht zwischen die Finger und schneidet Überstehendes weg.

Stufiger Kurzhaarschnitt – Jungen II

Dieser Jungenhaarschnitt ist dem vorangegangenen recht ähnlich. Daher lohnt es sich, die einzelnen Arbeitsschritte bei Schnitt 14 zu studieren, bevor Sie mit diesem beginnen. Auch dies ist ein Schnitt, bei dem Ihnen die Einteilung des Kopfes in vier Teilabschnitte (vgl. S. 15) hilft. Wir befassen uns als erstes mit der Außenlinie.

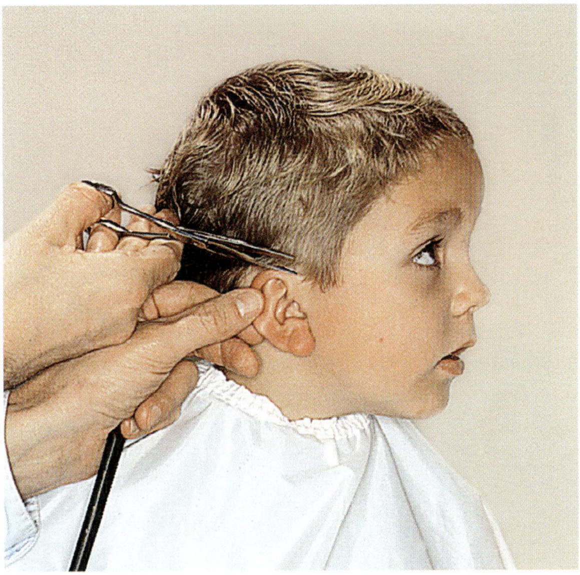

15/1

Um den gesamten Kopf herum die Außenlinie schneiden.

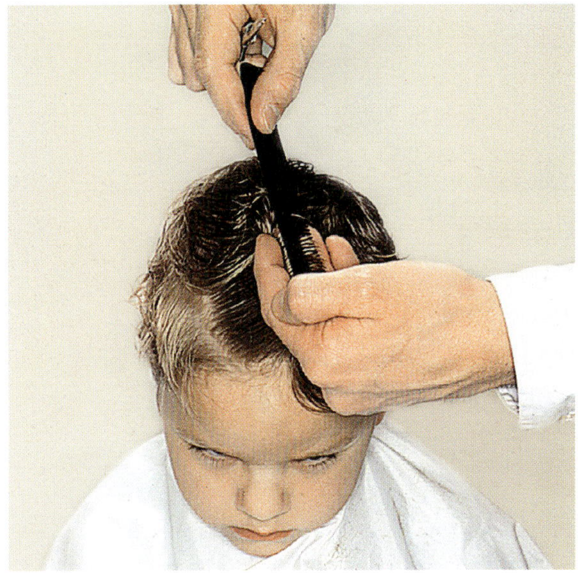

15/2

Die Haare am Oberkopf zur Mitte „überziehen", d.h. angleichen.

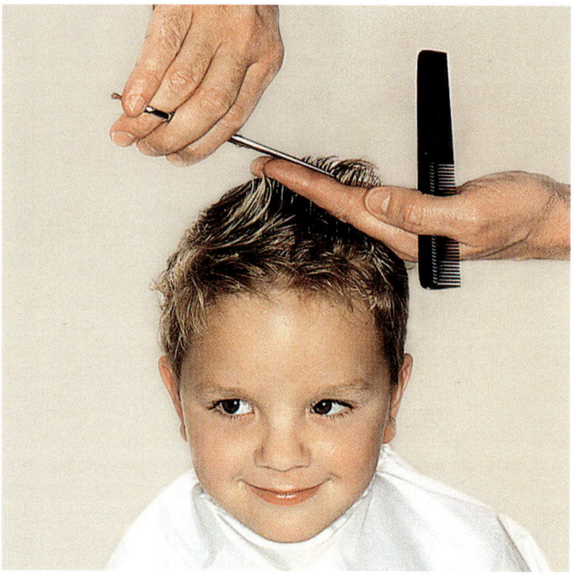

15/3

Von vorn bis hinten waagerecht über den Oberkopf entlang der Kopfform schneiden und eine Verbindung in die seitliche Außenlinie bringen. Als Maßstab dient dabei die frisch geschnittene seitliche Oberkopflänge.

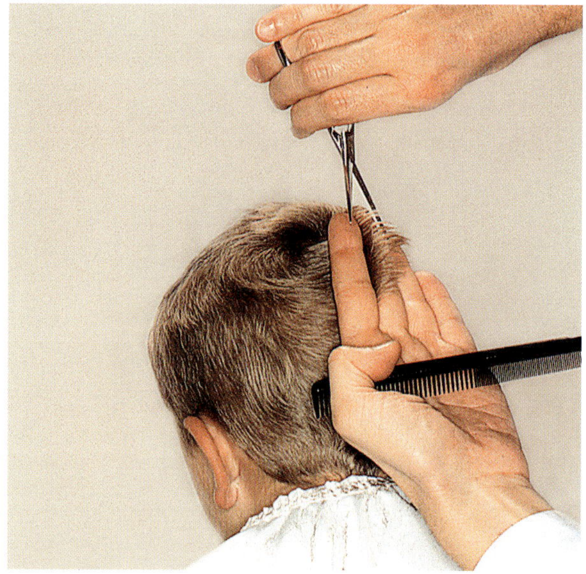

15/4

Nun schneiden Sie die Verbindung vom Oberkopf zur hinteren Außenlinie. Dafür die Haare wieder zur Mitte überziehen, dann mit der Kopfform mitgehen und zu den Ohren hinarbeiten.

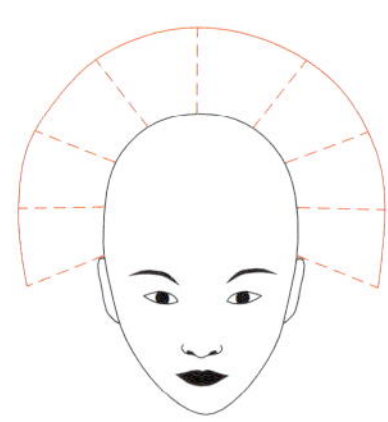

Richtig!
Mit der Kopfform mitgehen.

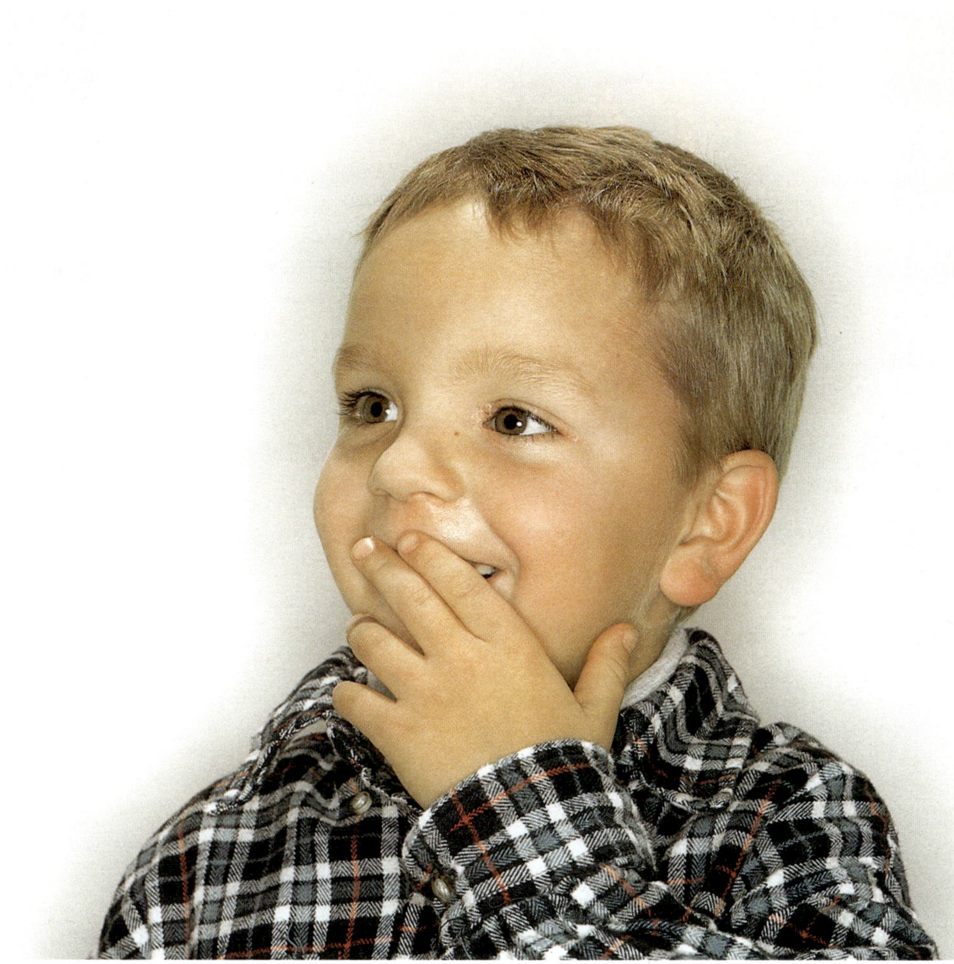

15/5

Luca hat das Haare schneiden anscheinend großen Spaß gemacht.

Mein Profi-Tip:
Beim Schneiden der Seiten sollte die Oberkopflänge nicht erneut gekürzt werden.

Was ich noch fragen wollte …

Müssen Haare immer naß geschnitten werden oder geht es auch trocken?
Nasse Haare lassen sich besser abteilen und exakter schneiden – man behält beim Schneiden den Überblick. Einen Pony können Sie zwischendurch aber auch trocken schneiden, ebenso die Koteletten. Allerdings sollten Sie in beiden Fällen aufpassen, daß Sie nicht zu viel kürzen. Beim Maschinenschnitt für Herren muß das Haar auf jeden Fall trocken sein.

Was kann man tun, wenn der Pony zu kurz geworden ist?
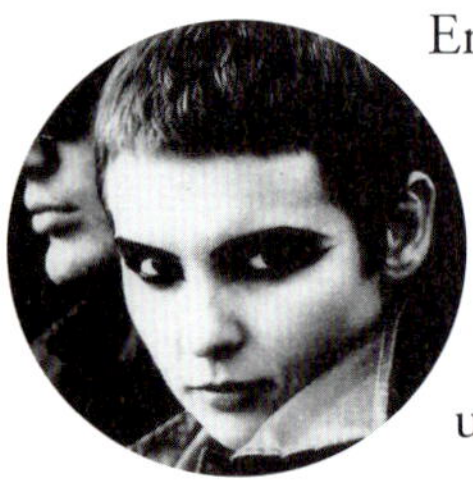
Entweder schneidet man ihn ganz exakt gerade nach außen bis zu den Schläfen (der sogenannte französische Pony) oder er wird mit Fön und Stylingprodukten in die Frisur integriert. Nach zehn Tagen sind die Haare sowieso wieder nachgewachsen.

Wie schneidet man sehr stark gekraustes Haar in eine korrekte Form – vor allem unten?
Man darf krauses Haar zum Schneiden nicht so stramm zwischen den Fingern glattziehen. Wenn es getrocknet ist, kann man es locker in Form kämmen und dann die untere Kontur begradigen.

Was heißt bei den Schnitten eigentlich „Schere-über-Kamm-Technik" ?
Sie eignet sich vor allem zum Trimmen von knappen Nackenhaaren bei Damen und von Konturen bei Herrenschnitten. Mit dem Kamm nimmt man die Haare hoch, so daß die Spitzen herausstehen. Diese werden dann korrekt abgeschnitten (vgl. Schnitt 6/7).

Sollte man die Haare vor oder nach dem Urlaub schneiden?
Wenn es für die Reise nicht gerade ein praktischer Kurzhaarschnitt sein soll, dann ist es besser, die Schere erst nach Sonne, Wind und Sand anzusetzen. Das gilt besonders für gesträhnte, colorierte oder dauergewellte Haare, deren Spitzen strapaziert sind.

Was ist ein Splißschnitt und wann ist er nötig?
Spliß entsteht durch ständigen Kontakt der Haarspitzen mit der Kleidung oder durch zu agressives Fönen und heiße Wickler. Die Haarspitzen spalten sich sichtbar. Man kann sie abschneiden, indem Strähne für Strähne zusammengezwirbelt wird und die herausstehenden, kaputten Spitzen mit der Profischere vorsichtig gekappt werden. Besser ist aber vorbeugen: regelmäßig „Spitzenfluids", Frisiercreme oder etwas Conditioner in die trockenen Spitzen einmassieren.

Plötzlich ist der Pony zu lang ...
Auf jeden Fall sollten Sie nicht morgens oder kurz vor dem Ausgehen die Schere in Eile ansetzen. Der Pony verdient ein bißchen Aufmerksamkeit. Nehmen Sie sich lieber Zeit dafür.

Wie findet man am besten heraus, ob einem kurze Haare stehen?
Fast alle Kaufhäuser bieten Perücken in großer Auswahl an, die Ihnen die Entscheidung erleichtern können. Diese Methode eignet sich übrigens auch zum Testen einer anderen Haarfarbe.

Schadet tägliches Haarewaschen?
Nicht, wenn Sie ein haartypgerechtes oder pH-neutrales, mildes Shampoo benutzen. Täglich heiße Fönluft und Heizwickler setzen den Haaren mehr zu als eine tägliche Wäsche.

Was mache ich, wenn mein Kind sich partout nicht ruhig die Haare schneiden lassen will?
Suchen Sie sich eine Zeit aus, in der Ihr Kind normalerweise nicht so aktiv ist – z. B. kurz nach dem Baden oder kurz vor dem Mittagsschlaf. Aber: Richtig müde Kinder sind zu quengelig. Legen Sie dem Kind seine Lieblings-Hörspiel- oder Musikkassette ein, eine spannende Geschichte wirkt Wunder. Den richtigen Zeitpunkt sollen Sie ganz individuell herausfinden.

Ist es nicht praktisch, Kindern die Haare in der Badewanne zu schneiden?
Nein – das Wasser wird schnell kalt und Sie kommen gar nicht im richtigen Winkel an die Haare heran. Die Profischere ist spitz und scharf und darum auch mit Vorsicht zu handhaben.

RUND UMS HAAR: PFLEGE, FARBE, WISSENSWERTES

Eigentlich sind Haare ja nur ein Anhanggebilde der Haut und totes Material. Warum aber haben sie dann ein so geheimnisvolles Eigenleben? Man shampooniert wie immer, verwendet den üblichen Conditioner oder Schaumfestiger, föhnt exakt wie gehabt, aber die Frisur ist trotzdem nicht die gleiche. Manchmal klebt das Haar, hängt schlapp herunter, „fliegt" elektrisiert um den Kopf – das ist der Beginn eines „bad hair day", wie die Amerikaner es nennen, der „Tag mit schrecklichem Haar".

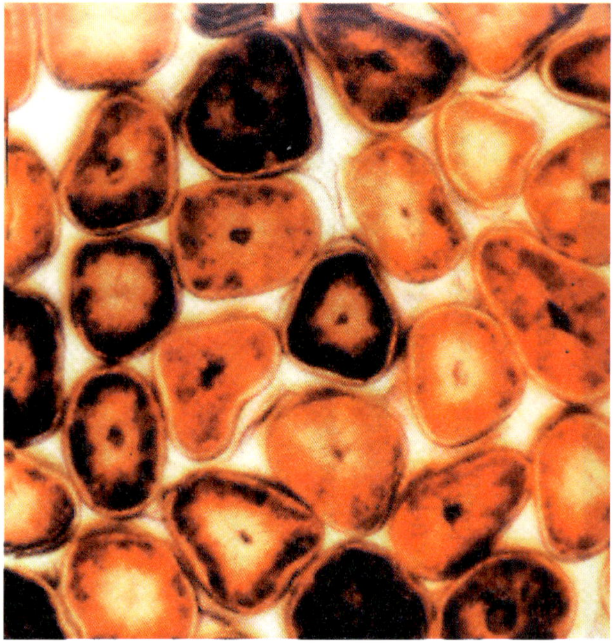

Eine Haarsträhne im Querschnitt

Nur während der Schwangerschaft gibt es die „bad hair days" nicht: Durch den extrem hohen Hormonspiegel kommt es zu einer verlängerten Wachstumsphase. Weil sie erstmal nicht ausfallen, wirken die Haare voller, sind gesund und glänzend. Leider ist die Schönheit nicht von Dauer. Nach der Geburt sinkt der Hormonspiegel wieder, und alles das, was monatelang „zuviel" auf dem Kopf war, fällt aus.

Generell gilt: Verzweifeln Sie nicht. Der Zustand der Frisur hängt nicht nur von Ihren Pflegeprodukten ab, sondern auch von Ihrem momentanen Befinden. Durch Hormonschwankungen kann z.B. die Kopfhaut plötzlich fettiger werden. Auch Klimastreß (hohe oder niedrige Luftfeuchtigkeit, Wind, Sonne) und Umweltverschmutzung haben ihre Auswirkungen.

Tips und Tricks für alle Haartypen

Haar-Test

Welcher Haartyp sind Sie? Mit diesem einfachen Test können Sie das schnell feststellen:

Normales Haar

✱ hat Fülle und Spannkraft, auch wenn es einfach nur an der Luft getrocknet wird
✱ hält jede Frisur länger als nur einen Tag
✱ ist auch ohne Spülung oder Kur nach jeder Haarwäsche leicht zu frisieren

Pflege: Damit es unproblematisch bleibt, sollte normales Haar mit milden Produkten gewaschen und zweimal monatlich mit einer Kur verwöhnt werden. Bei überschulterlangem Haar zwischendurch Spitzenfluid einmassieren.

Strapaziertes Haar

✱ sieht auch frischgewaschen stumpf und leblos aus
✱ läßt sich in nassem Zustand wie ein Gummiband dehnen und reißt leicht
✱ ist naß wie trocken schwer durchzukämmen
✱ fühlt sich wie Draht an, wenn man es zu einem Pferdeschwanz bindet
✱ plustert sich bei hoher Luftfeuchtigkeit auf

Pflege: Es benötigt glättende und schützende Produkte, also solche für „strapaziertes, coloriertes oder dauergewelltes Haar". Pflegende Festiger verwenden. Möglichst wenig fönen und Heißwickler oder Lockenschere meiden.

Feines Haar

✱ ist glatt wie Seide und fühlt sich auch so an
✱ liegt nach dem Aufstehen platt am Kopf und läßt sich kaum wieder aufplustern
✱ wirkt bei hoher Luftfeuchtigkeit müde und schlapp
✱ sieht nach Shampoos und Kuren mit vielen Pflegestoffen fettig aus
✱ hält Locken und Wellen nur einige Stunden

Pflege: Am besten häufig mit Volumenshampoos waschen und eine unkomplizierte Frisur tragen. Kuren verwenden, die nicht ausgewaschen werden.

Fettiges Haar

✱ liegt eng am Kopf
✱ läßt sich nicht frisieren

Pflege: Keine Haarpackungen oder Spülungen verwenden, die das Haar weicher machen. Nur alle zwei bis drei Tage gründlich waschen (gibt Spannkraft!).

Mein Profi-Tip:

Einmal die Woche die Haare zweimal shampoonieren, das säubert sie richtig.

Leitfaden durch den Styling-Dschungel

Man möchte seine Haare in Top-Form bringen, und sitzen sollen sie mindestens den ganzen Tag und oft auch die halbe Nacht lang. Kein Problem, denn die Industrie hat jede Menge Styling-Hilfen auf dem Markt. Doch die anfängliche Begeisterung ob des großen Angebots verfliegt schnell: Man findet einfach nicht mehr durch. Lesen Sie hier, was für welche Haare und Frisur richtig ist.

Festiger

Fönlotionen eignen sich vor allem für feine, sensible Haare, weil sie nicht nur leichten Halt geben, sondern auch einen Schutz vor der Fönhitze bieten.

Flüssigfestiger kommt ins feuchte Haar – vor allem dann, wenn man es auf Lockenwickler oder Papilloten drehen möchte. Ideal für jeden Haartyp, ausgenommen dicke, störrische Mähnen.

Sprühfestiger wird im feuchten Haar vor dem Einlegen oder Fönen verteilt und eignet sich besonders gut für trockenes, feines Haar, das vor allem elastischen Halt braucht.

Schaumfestiger kann man vor dem Wickeln oder Fönen ins fast trockene oder ganz trockene Haar kämmen. Für jeden Haartyp ideal – auch für luftgetrocknete Locken, bei denen man den Festiger während des Trocknens hineinknetet.

Mein Profi-Tip:

Haarspray und andere Stylingprodukte abends gut entfernen. Das gelingt am besten, indem man die Haare – nicht die Kopfhaut – in alle Richtungen gegen den Strich bürstet.

Frisiergel

Die Gele fetten nicht und legen einen elastischen Film um die Haare. Verteilt werden sie mit den Fingern oder mit dem Kamm.

Styling-Gel kommt in die feuchten oder trockenen Haare und eignet sich sehr gut zum Stylen und Festigen einzelner Partien.

Styling-Liquid/Liquid-Gel/Gel-Spray bringt nicht soviel Glanz, aber tollen Halt – besonders für feines, dünnes Haar und platte Ansätze. Raspelkurze Frisuren lassen sich damit in witzige Formen bringen.

Wet-Gel erzeugt einen „strähnigen" Naß-Effekt im Haar und sieht am besten in höchstens kinnlangen Haaren aus.

Mein Profi-Tip:

Bei längerem Haar den Schaumfestiger zuerst auf einen breitzinkigen Kamm und dann ins Haar – nicht auf die Kopfhaut – geben. So wird er gleichmäßiger verteilt.

Frisiercremes

Sie sind eine etwas fetthaltigere Variante der Gele und Festiger. Ideal für störrisches, strapaziertes, trockenes, nicht zu feines Haar. *Styling-Creme / Design-Creme* wird am besten mit den Fingern verteilt und kann starke Wirbel in Zaum halten oder einzelne Partien plastisch formen.

Haarwachs

Wachs ist praktisch, wenn trockene, spröde Haare gebändigt werden sollen, denn es glättet die Haaroberfläche. Man verteilt es mit den Handflächen in die Längen und gibt noch eine Extraportion in die Spitzen.

Haarspray

Sprays sind das beste Finish für fast jede Frisur. Es gibt sie für alle Haarqualitäten, mit und ohne Pflegestoffe und in verschiedenen Festigungsstufen. Richten Sie sich beim Kauf nach Ihrer Haarqualität.
Haarlack ist eine stärker festigende Version des Haarsprays und eignet sich für alle Frisuren. Da er viele Glanzstoffe enthält, läßt er das Haar toll schimmern.

Pflanzen-Shampoos und Pflegeprodukte

Wenn Sie nicht immer nur Fertig-Produkte nehmen möchten, gefallen Ihnen bestimmt diese Rezepte:

Rhassoul-Wäsche gegen fettiges, mattes, dünnes Haar

1/2 Tasse Rhassoul-Tonerde (Reformhaus, Bioladen) mit 1 EL Jojobaöl und Wasser zu einem dicken Brei verrühren. Das Haar damit shampoonieren (schäumt nicht) und zehn Minuten einwirken lassen.

Rosen-Shampoo für rotes, dunkelblondes und brünettes Haar

40 ml Rosenwasser (Apotheke), 20 g Rosmarin, 80 ml destilliertes Wasser, 15 ml Glyzerin, 20 ml Rum.
Den Rosmarin mit kochendem Wasser überbrühen, erkalten lassen und dann durchseihen. Mit Rosenwasser, Glyzerin und Rum vermischen. In einer dunklen Flasche aufbewahren.

Japanische Kopfmassage

Man kann sie bei sich selber ausführen, aber auch andere damit verwöhnen. Diese Massage stimuliert die Akupressurpunkte, aktiviert die Durchblutung und entspannt die Muskulatur. Zuerst trägt man ein Haarwasser oder – direkt vor der Haarwäsche – ein Haaröl auf (Rezepte siehe unten). Dann werden alle zehn Fingerkuppen fest auf einen gedachten Mittelscheitel aufgesetzt. Von dort aus bewegt man die Kopfhaut (nicht das Haar!) in kleinen Kreisen von oben nach unten, dabei die Finger immer wieder neu aufsetzen. Nach einer solchen Massage wirken auch Haarpackungen intensiver.

Honig-Haarwasser für mattes Haar

1/2 l destilliertes Wasser mit 2 EL flüssigem Honig und 1 TL Glycerin mischen. Einmassieren und länger einwirken lassen (am besten über Nacht).

Sesam-Ingweröl für kräftiges Haar

Ein Stück frische Ingwerwurzel fein raspeln, in einem Stück Mull auspressen und den Saft mit derselben Menge Sesamöl gut mischen. Nicht auf Vorrat produzieren, sondern das Öl jedesmal neu zubereiten.

Japanisches Blumenöl zur Entspannung

5-8 Sandelholzstangen raspeln, zusammen mit einigen Nelken und 500 ml Sesamöl in eine Apothekerflasche füllen. Zehn Tage stehen lassen, gelegentlich schütteln. Dann das Öl durch ein feines Sieb geben und in einer dunklen Flasche aufheben.

Eierkur für strapaziertes Haar

1 Eigelb mit 1 EL flüssigem Honig verrühren, auf das gewaschene, handtuchtrockene Haar auftragen, 15 Minuten einwirken lassen und dann ausspülen.

Was Sie schon immer über Haare wissen wollten

Das Haar in Zahlen

Jeden Monat wächst ein Haar zwischen 1 und 1,2 Zentimeter. Das sind bei allen Haaren zusammen rund 30 Meter pro Tag, 11 Kilometer im Jahr oder 770 Kilometer im Laufe des Lebens.

Eine Deutsche aus Bremen hält den Weltrekord der längsten Haare: 3,25 Meter.

Ein Haar lebt durchschnittlich zwei bis sechs Jahre. Dann wird es durch ein anderes ersetzt oder sein Platz bleibt – altersbedingt – frei.

Augenbrauen haben nur jeweils eine Wachstumsphase von zehn Wochen, Wimpern von drei Monaten. Darum bleiben diese Härchen auch kurz.

Blonde Bärte wachsen am schnellsten: rund neun Zentimeter im Jahr – wenn man sie läßt. Der längste Bart der Welt mit einer Spannweite von 3,39 Meter ziert einen Inder.

Männerhaar wächst schneller als Frauenhaar. Im Sommer wächst generell jedes Haar schneller.

Feines Haar hat einen Durchmesser von 0,05-0,07 Millimeter, normales Haar liegt bei 0,071-0,08 Millimeter und starkes Haar zwischen 0,081-0,1 Millimeter.

Ein einziges Haar kann bis zu 100 Gramm Gewicht tragen. 100.000 Haare, zu einem Strang gedreht, tragen zehn Tonnen (oder sieben Mittelklassewagen).

Rothaarige haben durchschnittlich 85.000 Haare auf dem Kopf, Brünette rund 110.000 und Blonde sogar bis zu 140.000.

Täglich verlieren wir 50 bis 80 Haare. Kritisch wird es erst, wenn über einen längeren Zeitraum mehr als 100 Haare pro Tag vom Kopf fallen.

Knapp 3,33 Milliarden Mark gaben die Deutschen 1998 für Haarpflege und Stylingprodukte aus (Friseurprodukte nicht mitgerechnet). Das sind 21 Prozent des gesamten Körperpflegemarktes.

Das Haar im Volksmund

Vielerlei Aberglaube verband sich früher mit dem Haar. Weil man überzeugt war, Haare würden Lebenskraft enthalten, versuchte man, den Verlust mit allen Mitteln zu verhindern. Aus diesen Vorstellungen erwuchsen merkwürdige Faustregeln:

* Mit einem neuen Kamm soll man zuerst ein Tier kämmen, um Haarausfall zu vermeiden.
* Wer täglich sein Geld zählt, dem fallen früh die Haare aus.
* Wenn man einem Kind vor dem 7. Lebensjahr die Haare schneidet, wird es nie groß und gesund werden.

Wehe dem, der die falsche Haarfarbe oder Haarqualität hatte. Man wußte gleich, daß

* wirre Haare auf einen krausen Sinn deuten.
* gelockte, krause Haare einem mutigen Menschen gehören.
* rote Haare auf Jähzorn schließen lassen.
* Blonde und Rothaarige in jedem Fall talentierter sind als Schwarzhaarige und Brünette.

Eine javanische Weisheit besagt: „Der Mensch bringt täglich sein Haar in Ordnung, warum nicht auch sein Herz?“

Das Haar und der Mond

Wer nach den Mondzyklen lebt, kann Haarprobleme vergessen. Das jedenfalls behauptet die Tiroler Autorin Johanna Paungger in ihren Büchern „Vom richtigen Zeitpunkt“ und „Aus eigener Kraft“. Ihre Tips, um die besondere Kraft des Mondes zu nutzen:
Üppiges Haar erhält man durch einen Schnitt bei Vollmond. Schneidet man bei zunehmendem Mond, wächst es anschließend schneller.
Besseren Halt von Farben und Dauerwellen erzielt man bei Vollmond und zunehmendem Mond.
Auch Packungen und Kuren fürs Haar sollen bei zunehmendem Mond am besten wirken.
Sie glauben es nicht? Auf jeden Fall kann ein Versuch nicht schaden.

Mein Profi-Tip:

Störrische Krause „schluckt" jede Menge teurer Kurprodukte. Allzweckcreme ist eine sehr preiswerte Alternative – da sie zu 90% aus Wasser besteht. Man knetet sie in kleinen Portionen in die trockenen Haare.

Das Haar als Organ

Einst schützte ein dichtes Fellkleid unsere Vorfahren vor Wind und Wetter. Doch davon sind heute nur wenige kleine Inseln zurückgeblieben – auf dem Kopf, im Gesicht und ein paar am Körper. Von diesen „Resten“ gibt es Interessantes zu berichten.

Das Haar wächst aus der Haarzwiebel, einem lebenden Organ, das durch ständige Zellteilung Haare produziert. Das einzelne Haar besteht aus langen, schmalen Zellen, die wie Faserbündel aussehen und miteinander verdrillt sind, ähnlich wie bei einem Seil. Eine dünne Eiweißschicht hält die Zellen zusammen. Ihr verdankt das Haar seine Stabilität und Flexibilität.

Viermal im Leben wechselt die Art der Haare beim Menschen:
Bereits im Mutterleib wächst das **Lanugohaar**, das aber bald nach der Geburt ausfällt.
Während der Kindheit hat man das feine **Vellushaar**.
Mit der Pubertät kommt dann das **Terminalhaar**, das nicht nur auf dem Kopf, sondern auch am ganzen Körper und als Bart wächst.
Im fortgeschrittenen Alter kehrt das **Vellushaar** zurück und läßt aufgrund seiner Feinheit den Eindruck entstehen, man hätte weniger Haare als früher.

Das Haar bei starken Frauen

* Frankreichs Nationalheldin **Jeanne d'Arc**, die Jungfrau von Orléans, vertrieb im 15. Jahrhundert die Engländer aus Frankreich. Jetzt entdeckte man, daß sie keineswegs eine kurzhaarige Brünette, sondern eine langhaarige Blondine war. Bei Renovierungsarbeiten an einer Kapelle nahe ihres Geburtsortes wurden kürzlich Fresken freigelegt, auf denen die junge Heldin strohblond ist.

* Die mexikanische Malerin **Frida Kahlo** (1907-1954) wurde nicht nur durch ihre außergewöhnlichen Selbstporträts, sondern auch durch ihre phantasievollen Frisuren berühmt. Ihre hochgetürmten, verschlungenen, blumen- und spitzengeschmückten Zöpfe und Knoten liegen gerade wieder im Trend.

* Nach einer Studie der Universität von Portsmouth aus dem Jahr 1997 sind **weibliche Chefs** von Haarausfall bedroht. 30 Prozent der 800 befragten Frauen bestätigten das. Schuld daran soll ein zu hoher Testosteronspiegel durch ihre sehr männlich orientierte Arbeitsweise sein.

Haare im Farbrausch

Ein neuer Haarschnitt kann das Leben verändern. Eine andere Haarfarbe aber auch. Viele Frauen wollen damit beweisen, daß sie machen können, was ihnen gefällt und daß sie die Kontrolle über ihr Leben haben. Männern gefällt das oft nicht so gut, fand die New Yorker Psychologin Sheenah Hankin heraus. Sie mögen nämlich erstmal das, was sie sehen und kennen. Veränderungen akzeptieren sie nicht so leicht. Aber die Lust auf Veränderung macht vielen Frauen einfach Spaß – und was ist einfacher als Haarefärben?

Manchmal steckt in einer Schwarzhaarigen eine verführerische Platinblonde. Oder eine Mattbrünette wirkt mit roten Haaren plötzlich unerhört interessant. Obwohl die Hautfarbe einer Frau eigentlich exakt auf ihre natürliche Haarfarbe abgestimmt ist, gefallen sich rund 47 Prozent der Westeuropäerinnen einfach nicht. Sie färben, tönen und strähnen, was das Zeug hält.
Die Haar-Profis raten ihren Kundinnen aber meist von extremen Veränderungen ab, obwohl technisch heute alles machbar ist – oft sogar ohne viel Streß für das Haar. Denn mit der „falschen“ Farbe harmoniert die Haut teilweise überhaupt nicht: Statt rassig sieht die neue „Rothaarige“ richtig kränklich aus, ein Braunton kann die vormals Aschblonde hart wirken lassen.

Wie hätten Sie's denn gern?

Wer seine Haare färbt (coloriert) oder blondiert, muß sich meistens auch mit dem herauswachsenden Ansatz abfinden, der die Nachhilfe schnell sichtbar macht. Je weiter die Farbe vom eigenen Haarton abweicht, desto schwieriger ist das Angleichen des Ansatzes. Das ist sogar mit den modernen Heim-Colorationen eine knifflige Sache, die man besser dem Profi überlassen sollte.

Wer aber nur etwas mehr Pep, Glanz und Reflexe im Haar haben oder erstes Grau kaschieren möchte, der kann problemlos Intensivtönungen nutzen. Die Einwirkzeit beträgt heute oft nur 15-30 Minuten, das Nachfärben macht ebenfalls keine große Mühe, und die Farbe wäscht sich langsam heraus: Man muß also nicht unbedingt nachfärben, wenn man nicht möchte.

Strähnchen sind eine sehr gute Alternative zum Tönen und Färben. Wer sie selber machen möchte, der braucht Hilfe, damit sie gleichmäßig plaziert werden. Außerdem zu bedenken: Beim Friseur kann man zwischen Strähnchen in verschiedenen Farbtönen wählen; zu Hause werden sie einfach nur blond. Wie man sich auch immer entscheidet, ob für home-made oder professionell: Nach etwa drei Monaten muß neu gesträhnt werden.

Leitfaden durch den Farb-Dschungel

Damit Sie sich beim Kauf eines Heimprodukts schneller zurechtfinden, hier ein Überblick:

Coloration Haarfarbe aus zwei Komponenten, die zusammengemischt werden müssen. Mit diesem Mix sind auch komplette Umfärbungen möglich, da die natürlichen Pigmente abgebaut und durch die neuen ersetzt werden.

Tönung Die Farbpigmente lagern sich nur außen am Haar an und waschen sich langsam wieder heraus. Aufhellen können Tönungen nicht, aber tolle Reflexe setzen.

Intensivtönung Bei diesem Produkt zwischen Farbe und Tönung schlüpfen die Pigmente unter die oberste Schicht des Haarschafts, wo sie ca. 4-8 Wochen bleiben. Zum Aufhellen ungeeignet, aber die eigene Haarfarbe läßt sich verändern oder intensivieren.

Mein Profi-Tip:

Mattes, feines Haar läßt sich durch eine Aspirin-Spülung beleben und aufplustern: Eine Tablette in lauwarmem Wasser auflösen und dem letzten Spülwasser zusetzen.

Farbshampoo Die Pigmente halten nur bis zur nächsten Wäsche, aber das reicht, um stumpfes Haar oder eine matte Farbe aufzufrischen.

Farbfestiger Er ist problemlos anzuwenden und eignet sich besonders gut für verblaßtes blondes oder weißes Haar.

Mein Profi-Tip:

Haarfarben und -tönungen halten länger, wenn man Pflegeprodukte mit UV-Schutz verwendet. Jede Form von UV-Licht, nicht nur Sonnen-, sondern auch Tageslicht, läßt Kunstfarben schneller verblassen.

Rot setzt Signale

Du sagst, daß es bald Kinder gibt,
wenn man sich in Dein rotes Haar verliebt,
so rot wie Mohn, so weiß wie Schnee.
(...) Im Herbst, da kehren viele Kinder ein,
warum soll's auch bei uns nicht sein?
Du bleibst im Winter auch mein rotes Reh
und wenn es tausend schönere gibt (...)
Ich hab mich in Dein rotes Haar verliebt.

Aus: „Eine kleine Liebesballade" von François Villon

Keine Haarfarbe erregt soviel Aufsehen wie Rot. Ist ihre Trägerin eiskalt oder leidenschaftlich? Hexe oder Femme fatale? Frauen mit „Flammenhaar" beschäftigten immer schon die Phantasien der Männer. Die großen Maler Botticelli und Tizian hatten eine Vorliebe für rothaarige Frauen. Vor allem Tizian löste mit seinen Gemälden im 15. Jahrhundert einen regelrechten Trend aus: Tizianrot – ein schimmerndes Rotblond, in den USA auch Erdbeerblond genannt – wurde zur begehrtesten Haarfarbe. US-Star Nicole Kidman und Tennis-Ikone Boris Becker sind typische Tizianrote.

Verhaltensforscher fanden heraus, daß viele Menschen auf Frauen mit kurzen roten Haaren aggressiv reagieren, lange rote Haare aber erotisch und aufregend finden. Wer sich künstlich zur Rothaarigen mache, so die Wissenschaftler, wolle mit dieser Farbe seine seelische und soziale Situation ändern, freier und unabhängiger sein und vor allem auffallen. Bei der Sängerin Milva gelang dies: Ihr Durchbruch kam, als sie sich von einer Schwarzhaarigen in eine Flammendrote verwandelte. Und auch Priscilla Presley, die als Gattin des Pop-Idols eine pechschwarze Bienenkorbfrisur trug, machte erst mit einem satten Rotgold in den Haaren Schauspielkarriere.

Nicht immer ist Rot eine Attraktion: Manche „falsche" Rothaarige zieht die Blicke nur deswegen auf sich, weil bei ihr Haar- und Hautton nicht harmonieren. Genau an dieser Harmonie aber sind „echte" Rothaarige leicht zu erkennen – ihr Plus, aber oft auch ihr Problem, ist die empfindliche, oft sommersprossige Haut, die keine Sonne verträgt und auch kaum braun wird. Wer der Natur ein bißchen auf die Sprünge helfen will: Am schönsten wirkt rotes Haar bei Frauen mit heller Haut und grünen oder blauen Augen.

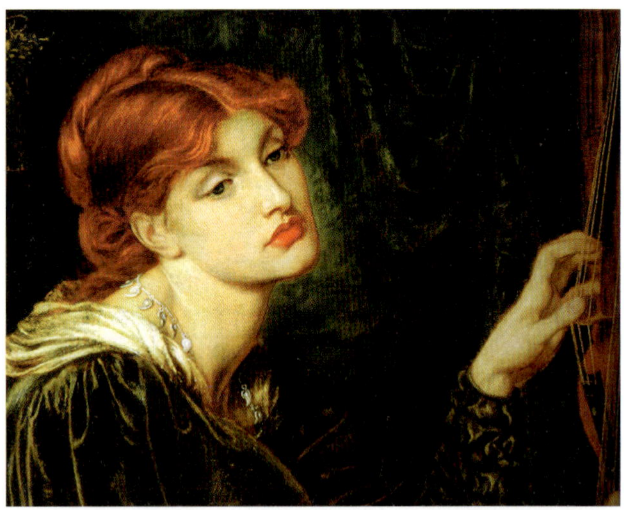

Blondinen bevorzugt

Die schönste Jungfrau sitzet
Dort oben wunderbar,
Ihr goldenes Geschmeide blitzet,
Sie kämmt ihr goldenes Haar (...)
Den Schiffer im kleinen Schiffe
Ergreift es mit wildem Weh;
Er schaut nicht die Felsenriffe,
Er schaut nur in die Höh.
Ich glaube, die Wellen verschlingen
Am Ende Fischer und Kahn;
Und das hat mit ihrem Singen
Die Lore-Ley getan (...)

Aus: „Die Heimkehr“ von Heinrich Heine

„Echte“ Blondinen sterben aus: In den letzten 50 Jahren ist der Anteil blonder Menschen von 40 Prozent auf 14 Prozent geschrumpft. Nur noch sechs Prozent der weiblichen und acht Prozent der männlichen Weltbevölkerung besitzen diese Haarfarbe. In 200 Jahren wird der letzte blonde Mensch geboren werden. Die dunklen Pigmente haben dann die helleren verdrängt. Das ergab eine Studie der Weltgesundheitsorganisation (WHO).

Dabei gehört Blond zu den beliebtesten Haarfarben überhaupt. 67 Prozent der Männer bevorzugen Blondinen, jede zweite Frau hat schon mal in den Farbtopf gegriffen oder läßt noch immer blondieren bzw. strähnen. Viele große Verführerinnen des

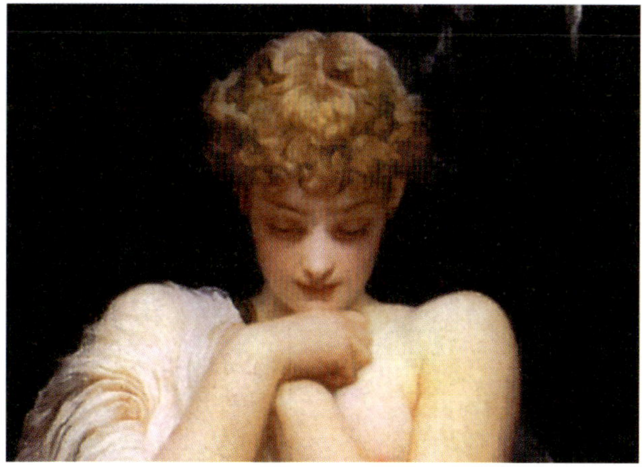

20. Jahrhunderts waren blond: Jean Harlow, Mae West und Marylin Monroe. Auch sie – von Natur aus eigentlich hellbraun oder aschblond – nutzten chemische Hilfsmittel. Brigitte Bardot, Jessica Lange, Sharon Stone, Kim Basinger und Gwyneth Paltrow dagegen haben das nicht nötig, sie sind „echte“ Blondinen.

Blonde Kinder werden nachweislich häufiger gestreichelt als andere. Da die meisten Nordeuropäer in den ersten Lebensjahren sowieso blond sind und später nachdunkeln, verbinden wir diese Haarfarbe unbewußt mit Jugend, Vitalität und Lebensfreude. Tatsächlich schmeichelt ein natürlich wirkendes Blond auch dem Hautton, und man kann erste graue Haare damit geschickt kaschieren.

„Echte“ Blondinen haben feines Haar und eine dünne Haut. Sie neigen früh zu Falten, die aber selten so tief ausgeprägt sind, daß man sie sieht. Da sie zum empfindlichen Sonnentyp gehören, vor allem, wenn sie helle Augen haben, neigen sie eher als andere zu Hautkrebs.

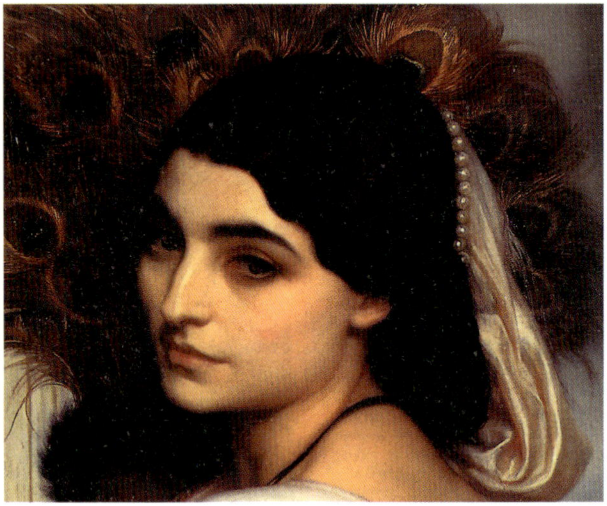

Schwarz wie die Nacht

Laß mich deine schweren, schwarzen Flechten lange beißen. Wenn ich an deinen geschmeidigen und widerspenstigen Haaren knabbere, ist es mir, als ob ich Erinnerungen äße.

Aus: „Eine Welt in deinem Haar" von Charles Baudelaire

Sie sollen leidenschaftlich, selbstbewußt und willensstark sein, die Schwarzhaarigen. Sie gelten als erotische Vulkane, die sich mit Leib und Seele in jedes neue Abenteuer stürzen. Allerdings kann das Feuer auch schnell wieder zu einem kleinen Flämmchen werden. Typische Schwarzhaarige sind Elizabeth Taylor, Gabriela Sabatini, Andi McDowell und Isabelle Adjani. Um ihren Schneewittchentyp mit weißer Haut und dunklen Haaren zu unterstreichen, entwarf die Designerin Paloma Picasso sogar eine spezielle Lippenstiftfarbe. Sie nannte sie „Mon Rouge" – mein Rot.

Rabenflügel- oder Nachtschwarz steht Frauen mit fast weißer Haut und hellen Augen am besten. Die deutsche Kult-Sängerin Marianne Rosenberg stylt sich mit ihrer jettschwarz gefärbten Mähne und schneeweiß gepuderten Haut sehr geschickt als Nachtwesen. Die Friseure allerdings raten von dieser Farbe für den Alltag ab: Sie ist viel zu hart und läßt schnell kränklich wirken, wenn man nicht perfekt geschminkt ist. Wer sich dem Schwarz annähern möchte, ist mit einem Schwarzbraun am besten beraten.

Die starke Brünette

Heute morgen fand ich ein Haar
In der Milch, ein langes, dein
Dunkelbraunes in meiner Milch
Dunkle Botschaft aus den fernen,
Den wohlriechenden Wäldern
Über deinem Gesicht.

Wolf Biermann

Brünette altern weniger schnell als Blondinen oder Rothaarige, ihre ersten Fältchen kommen drei bis fünf Jahre später, und sie können nahezu alle Kleider- und Make-up-Farben tragen. Außerdem, so fanden Meinungsforscher heraus, sollen Brünette sexy, treu, ehrlich, unkompliziert im Job und damit bessere Chefs sein. Sie sollen angeblich logischer denken als Blondinen, sich kollegialer und diplomatischer verhalten, aber bei Schwierigkeiten auch schneller aufgeben. Rund 74 Prozent der Deutschen (und 60 Prozent der Amerikanerinnen) sind brünett und damit in bester Gesellschaft schöner Frauen: Isabella Rosselini, Cindy Crawford, Liz Hurley, Caroline von Monaco und Ornella Muti haben diese Haarfarbe. Und seit Moderatorin Verona Feldbusch ein Kult-Star wurde, steht Brünett noch höher im Kurs.

Daß das Showbusineß Trends macht, zeigte sich vor 120 Jahren schon in Amerika: Waren die Frauen mit ihren brünetten Mähnen bis dahin eigentlich sehr zufrieden gewesen, da man sie interessanter als die „langweiligen" Blondinen fand, änderte sich das schlagartig, als eine lärmende Truppe englischer Burlesque-Tänzerinnen über den amerikanischen Kontinent tobte. Sie alle waren wasserstoffblond gefärbt, und ihre wollüstigen, übermütig-erotischen Darbietungen begeisterten die amerikanischen Männer. Plötzlich empfanden ihre Frauen ihre eigenen brünetten Mähnen als fade und es setzte ein Run auf Wasserstoffperoxid ein – der sicherste Weg zu blondem, aber auch sprödem Haar.

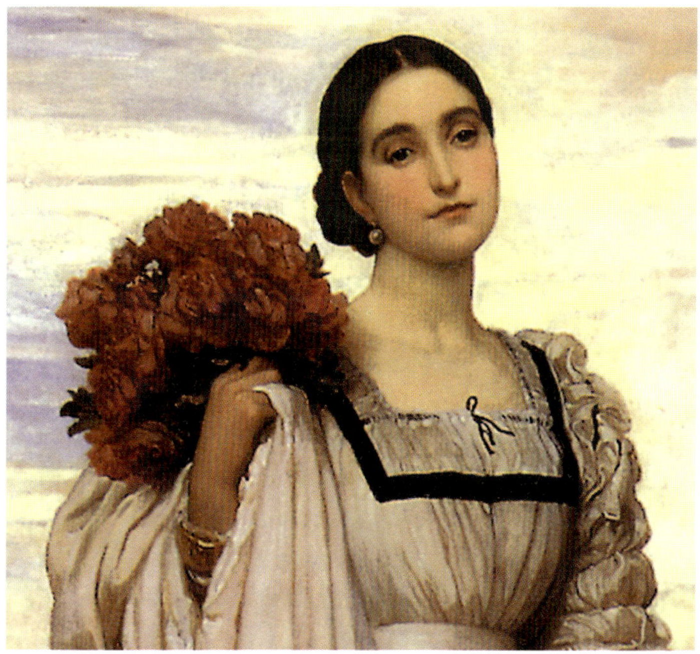

Das schmeckt dem Haar

Streß und Hektik mag Ihr Haar nicht. Falsche Ernährung mit einem Mangel an Vitaminen und Mineralien auch nicht. Es reagiert darauf genauso negativ wie Ihr gesamter Organismus. Allerdings merkt man das dem Haar erst rund vier bis sechs Wochen später an, weil es dann aus der Haut heraustritt und für uns sichtbar wird. Schon ein Apfel täglich kann viel für Ihr Haar tun. Es dürfen aber auch Kiwi, Zitrone, Pampelmuse oder Orange sein. Denn das darin enthaltene Vitamin C gehört zu einem der wichtigsten Bausteine für gesundes Haar.

Außerdem empfehlenswert: Soja-Lecithin (Reformhaus), das für genau das richtige Cholesterin zur Stärkung der Kapillaren (feinverästelte Blutgefäße) an der Haarwurzel sorgt. Auch ein täglicher Teelöffel frische Kresse oder die Einnahme von Algenkapseln (Reformhaus) liefern dem Haar jede Menge Power.

Zu Eiweißprodukten wie z.B. Fisch sollte man immer etwas saures Obst essen oder Zitronensaft darüber träufeln. Nur so kann das für Haare wichtige Eiweiß richtig verwertet werden, denn die Säure hilft beim Aufspalten und Verwerten der Aminosäuren im Eiweiß.

Die Hitliste der Haar-Nahrung

Sie können natürlich statt der angegebenen Lebensmittel auch Nahrungsergänzungsprodukte in Form von Kapseln, Pulver oder Pillen verzehren. Besser ist aber immer die naturbelassene und schonend zubereitete Form.

Vitamin A Enthalten in Hühner- und Rinderleber, Leberwurst, Pfifferlingen, Karotten

Vitamin B-Gruppe Enthalten in Cerealien, Sonnenblumenkernen, Nüssen, Schweinefilet, Hühner- und Rinderleber, Pfifferlingen, Steinpilzen, Bierhefe

Vitamin C Enthalten in allen Zitrusfrüchten, Äpfeln, Hagebutten, Sanddorn, Johannisbeeren, Blattspinat, Petersilie, Paprika

Biotin Enthalten in Hühner-, Rinder- und Kalbsleber, Rindernieren, Bierhefe, Pfifferlingen, Steinpilzen

Folsäure Enthalten in Sojasprossen, Endivien, Pfifferlingen, Steinpilzen, Erdnüssen, Bierhefe, Leberwurst

Pantothensäure Enthalten in Pfifferlingen, Steinpilzen, allen Lebern, Fisch, Mungobohnen, Mohnsamen, Sonnenblumenkernen

Die besten Tips vom Haar-Doktor

Die Trichologie ist die Wissenschaft vom Haar und der Amerikaner Philip Kingsley ihr berühmtester Vertreter. Er hat über sein Fachgebiet Bücher geschrieben, TV-Shows und Radiosendungen gemacht und viele tausend Schöpfe in seiner Klinik behandelt: „Wie der Körper wird das Haar über den Blutkreislauf ernährt, und wie wichtig dafür Vitamine und Mineralstoffe, Proteine und genügend Flüssigkeit sind, weiß eigentlich jeder."

Do's

✱ Protein in Form von magerem Fisch oder Fleisch, vorzugsweise Geflügel

✱ Cerealien als Beigabe zu Joghurt oder als Müsli

✱ dunkles Blattgemüse wie Spinat oder Kohl

✱ grüner Salat (so oft wie möglich)

✱ frisches Obst (zwei Stücke täglich)

✱ Sechs bis acht Gläser Mineralwasser, am besten möglichst natriumarm

Dont´s

✱ weißes Brot: Vollkornbrot ist gesünder

✱ Butter: besser ist Margarine

✱ Schlagsahne: tunlichst vermeiden

✱ fetter Käse und Aufschnitt: es gibt ihn auch „abgespeckt"

✱ Salz: nur sparsam einsetzen – vor allem bei Schuppenneigung

✱ weißer Zucker: bei Schuppen vollkommen tabu, weil er die Bakterien bzw. Pilze auf der Kopfhaut „ernährt"

Mein Profi-Tip:

Bei gereizter, juckender Kopfhaut drei Tropfen Teebaumöl (Reformhaus) ins Shampoo mischen.

Rezepte, die Ihr Haar mag

Trichologist Kingsley hat speziell für seine Klienten sehr leckere Rezepte entwickelt, die natürlich auch den Haaren jede Menge Gutes tun.

Kalte Avocado-, Gurken- und Minzsuppe

3 reife, geschälte Avocados
3 geschälte Gurken
1 TL kleingehackte frische Minze
1/2 l Hühnerbrühe
200 ml Joghurt natur
Salz und Pfeffer
1 zerdrückte Knoblauchzehe

Avocados und Gurken im Mixer pürieren und in eine große Schüssel geben. Hühnerbrühe und Gewürze dazurühren. Einige Stunden kühlstellen und den Joghurt erst kurz vor dem Servieren dazugeben. Ergibt 8 Portionen.

Guacamole-Dip

3 reife Avocados
2 reife Tomaten, ohne Haut
3 große Zwiebeln
1 große grüne Paprikaschote
1 TL Sojasauce
etwas Tabascosauce
Salz und schwarzer Pfeffer
Cayennepfeffer
1 kleingeschnittene Knoblauchzehe

Die Avocados in einer Schüssel pürieren, Tomaten, Zwiebeln und Paprikaschote sehr klein schneiden und mit allen Gewürzen unterheben. Die Avocadokerne dazugeben. Das Ganze einige Stunden kühlen und die Kerne vor dem Servieren wieder herausnehmen. Für ca. 4 Personen.

Apfelschnee-Dessert

9 saftige Äpfel, geschält, entkernt
3 TL flüssiger Honig
4 Eiweiß
1/2 TL Zimt
1 Prise Backpulver
1 Prise Salz

Die dünnen Apfelscheiben in einer beschichteten Backform auslegen und den Honig darüberträufeln. Ca. 25 Minuten bei 150 ° im Ofen backen. Mit dem Zimt in einem Mixer pürieren. In einer Glasschüssel das Eiweiß mit dem Backpulver und dem Salz sehr steifschlagen und das Apfelpüree dekorativ dazugeben. Für 8 Personen.

Säfte – speziell fürs Haar

Frischgepreßte Säfte sind nicht nur ein Plus für die Gesundheit, verhelfen zu gesünderem Haar und leuchtender Haut, sie machen auch satt. Unsere Rezepte unterstützen Sie also auch noch beim Abnehmen. Wichtig ist, daß Sie den Saft frisch und schluckweise trinken, damit die wertvollen Vitamine erhalten bleiben.

Power-Cocktail

200 ml frischer Orangensaft
60 g kleingeschnittene Erdbeeren
60 g Heidelbeeren
2 TL flüssiger Honig
ein paar dünne Scheiben Gurke zum Garnieren
evtl. Mineralwasser zum Verlängern
Alles im Mixer mischen.

Haarwuchs-Cocktail

2 dunkelgrüne Kopfsalatblätter
1 Handvoll Alfalfasprossen (Luzernesprossen)
4-5 Karotten
Alles kleingeschnitten in den Entsafter geben.

Frühstücks-Drink

1 Eigelb
1 EL Bierhefe
2 Tassen Vollmilch
1 EL flüssiger Honig
Alles im Mixer mischen und auf nüchternen Magen trinken.

Kaliumbombe

1 Bund Petersilie
1 Handvoll Spinat
4-5 Karotten
2 Stangen Bleichsellerie
Alles kleinschneiden und im Mixer pürieren.

Grüne Überraschung

1 großes Grünkohlblatt
2-3 grüne Äpfel mit Schale, aber entkernt
1 Limonenscheibe zum Garnieren
Alles kleinschneiden und im Mixer pürieren. Den Grünkohl schmeckt man nicht mehr heraus.

Mein Profi-Tip:

Gegen Schuppen: 1/2 Tasse Obstessig und 1/2 Tasse Wasser mischen, scheitelweise mit dem Wattebausch auftragen und über Nacht einwirken lassen.

Die zehn größten Haar-Lügen

Glauben Sie bloß nicht alles, was man Ihnen über Haare und ihre Pflege erzählt. Damit können Sie nämlich haarscharf danebenliegen.

1 Wer zu fettigen Haaren neigt, muß mit fettem Essen aufpassen.

Falsch. Auch ein Liter Olivenöl pro Tag würde nichts an der fettigen Tendenz Ihrer Haare ändern. Denn die ist genauso genetisch bedingt wie eine ölige Haut. Man kann das Haarproblem aber mit speziellen Produkten „für fettiges Haar“ und einem geschickten Schnitt sehr gut in den Griff bekommen.

2 Haare, die oft geschnitten werden, wachsen schneller nach.

Falsch. Das Haar ist – wie die Nägel – ein Anhanggebilde der Haut und „lebt“ praktisch von dem Moment an nicht mehr, an dem es aus der Haut tritt. Darum hat auch nichts, was Sie von außen mit ihm machen, Einfluß auf das Wachstum. Mehr als 1-1,2 Zentimeter Längengewinn pro Monat sind kaum möglich.

3 Viele Proteine im Essen machen das Haar dichter.

Falsch. Haarmenge und -durchmesser sind genetisch festgelegt. Man sollte sich mit feinem, dünnen Haar abfinden, denn daran läßt sich nichts ändern. Allerdings umhüllen sogenannte Volumenprodukte jeden einzelnen Haarschaft mit einer Art Film, und der macht optisch mehr daraus – jedenfalls bis zur nächsten Wäsche.

4 Tägliches Haarewaschen schadet.

Falsch. Wenn das Shampoo auf den Haartyp abgestimmt ist und gründlich ausgespült wird, schadet die Täglichwäsche nicht. Schlimmer ist häufiges und zu heißes Fönen.

5 Je mehr Schaum ein Shampoo bildet, desto besser ist es.

Falsch. Die in guten Shampoos eingesetzten milden, waschaktiven Substanzen (Tenside) brauchen keine Schaumentwicklung, um gründlich zu reinigen.

6 Je länger eine Haarkur einwirkt, desto besser ist das Ergebnis.

Falsch. Wenn man sich an die auf dem Beipackzettel angegebene Einwirkzeit hält, erhält das Haar exakt die richtige Menge Pflegestoffe. Alles darüber spült man anschließend sowieso wieder aus.

7 Conditioner können Haarschäden reparieren.

Falsch. Sie können Löcher und Risse im Haarschaft nur optisch „kitten“ und das auch nur bis zur nächsten Haarwäsche. Die Ursache für die Schäden – z.B. falsche Bürsten und Kämme, zu heiße Fönluft oder Lockeneisen – ist damit natürlich nicht behoben.

8 100 Bürstenstriche täglich machen langes Haar schön glänzend.

Falsch. Das war ein Ritual für unsere Großmütter, die sich höchstens alle 3-4 Wochen die Haare wuschen. In der Zwischenzeit wurde durch das Bürsten der Staub vom Tage entfernt und das Haarfett in die Längen verteilt. So saß die Frisur auch ohne Haarspray. Heute kann man sich mit heftigem Striegeln höchstens die schon spröden Spitzen noch weiter ruinieren.

9 Schuppen deuten auf trockenes Haar und trockene Kopfhaut hin.

Falsch. Haare und Kopfhaut sind generell eher ölig als trocken. Bei der am häufigsten vorkommenden Form von Schuppen handelt es sich um eine bakterielle Infektion, die auch den normalerweise unsichtbaren Turnover (das Abstoßen) der Hautzellen beeinträchtigt. Sie bleiben zu lange auf der Kopfhaut liegen und werden dadurch sichtbar. Schuppen bekämpft man am besten mit speziellen Shampoos und Haarwassern aus der Apotheke. Bei Bedarf sollten die Haare täglich gewaschen werden.

10 Dauerwelle und Farbe gleichzeitig – kein Problem.

Falsch. Auch die sanfteste Dauerwelle und die mildeste Farbe arbeiten mit Chemie, die auf unterschiedliche Weise in die Haarstruktur eingreift. Und das hält eigentlich kein Haar an einem Tag aus. Zwischen beiden Prozeduren sollten mindestens vier Wochen liegen.

Haare machen Geschichte

„In ihr Haar hat sich die Nacht versenkt, und von Zeit zu Zeit geht aus demselben eine Helle aus wie von einer Nacht...“, schwärmte der junge Grieche Christomanos. Das Objekt seiner platonischen Begierde war Elisabeth, Kaiserin von Österreich, genannt Sisi, eine der schönsten Frauen des 19. Jahrhunderts. Sie war vor allem berühmt wegen ihrer wundervollen Haare, die im Sitzen bis zum Boden reichten. „Gewöhnlich trägt sie ihr Haar zu einer Krone geflochten, deren finsteres Gewicht zu schwer für die leuchtende Stirn zu sein scheint“, vermerkte Christomanos in seinem Tagebuch.

Zu allen Zeiten gehörte das Haar und die Frisur zu den Kriterien für Schönheit, Macht und Erotik. Man trug es schlicht, kompliziert gesteckt, aufgepolstert, bedeckt, juwelengeschmückt, ganz kurz oder ellenlang. Und weil das Spiel mit der Verwandlung Spaß macht, ist es seit der Antike bis heute beliebt.

Die Perücken der Pharaonen

Die Herrscher des ägyptischen Reiches – lange vor Christi Geburt – waren Trendsetter für Frisuren und Kosmetik. Sie trugen langes, mittellanges und rasiertes Haar; die Frisur wurde mit fremdem Haar oder Hanf verstärkt, mit in der Sonne schmelzenden, parfümierten Ölkegeln gefettet oder unter Perücken versteckt. Das galt für die Männer ebenso wie für die Frauen.

Am Kopfhaar lag den Ägyptern viel, es sollte in Fülle und Farbe erhalten werden; Körperhaare aber wurden abgelehnt. Hier waren die Ärzte gefordert, die mit Rezepten aus Dattelkernen, Kalbsblut, Eselshufen und Windhundläufen zu helfen versuchten. Bereits um 2600 v. Chr. gab es den Beruf des Barbiers: Der Haarmacher mußte sich allerdings vorrangig mit der Herstellung und Pflege von Perücken beschäftigen.

Die Melonenfrisur der Griechen

Im 4. Jahrhundert v. Chr. war in Griechenland die „Melonenfrisur“ en vogue, bei der man das Haar partienweise drehte und auf dem Hinterkopf zu einem Knoten steckte. Diese Mode wurde zeitweise sogar von den römischen und ägyptischen Königinnen – z.B. von Kleopatra – übernommen und gehörte bis zum Ausgang der Antike zur beliebtesten Frisur.

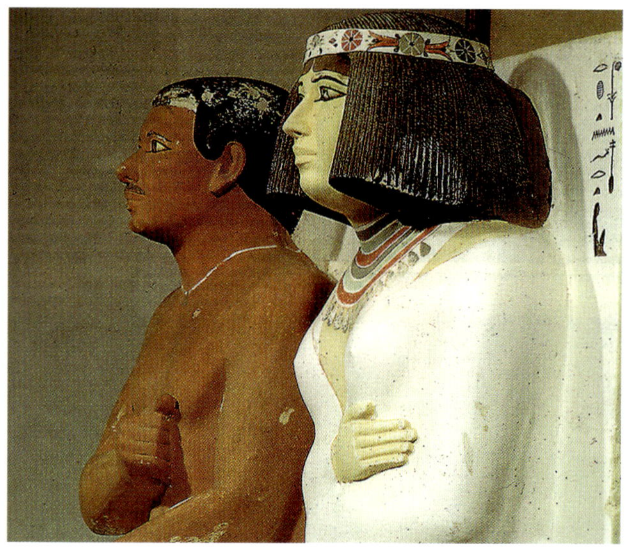

Statuen der Prinzessin Nofret und des Prinzen Rahotep, um 2580 v. Chr.

Die wilden Germanen

Langes, blondes Haar, manchmal zu Zöpfen geflochten oder zu einem Knoten geschlungen, war neben den langen Bärten der Männer das auffallendste Kennzeichen dieses Volkes, das sein Haar mit Butter pflegte und es mit Seifenkugeln rot färbte. Diese stammten aus den Wiesbadener Thermalquellen und bestanden aus Talg und Asche, Mennige und Zinnober. Das goldrote Haar der Germanen galt bei ihren Feinden, den Römern und Galliern, als begehrte Trophäe und wurde ins eigene Haar eingearbeitet, das unter Mühen mit ätzenden Laugen und Taubenmist blondiert worden war.

Im höfischen Mittelalter war alles erlaubt

Die Kreuzzüge hatten französischen Chic und römische Lebensart überall hingebracht. Von der Blütezeit des Mittelalters (11. bis 13. Jhdt.) an wechselten die Haartrachten und die Moden ständig. Mal waren es lange Locken und gedrechselte Bärte, mal komplizierte Flechten und Knoten, mal kurzes Haar unter Hauben und Baretten. Haarausfall wurde mit allen Mitteln bekämpft und die Barbiere kannten eine Menge unappetitlicher Rezepte dagegen. Blond war die bevorzugte Haarfarbe; rotes oder weißes Haar galt dagegen als Makel.

Die runde Renaissance-Stirn

Eine extrem hohe Stirn war das absolute Schönheitsideal der Frauen in der Renaissance (1420-1620). Dafür zupften sich die Damen der gehobenen Stände die Haare über der Stirn so lange aus, bis sie eine perfekte Form hatte. Der begehrte Goldton (Tizianrot) des Haares wurde mit allen erdenklichen Mitteln – z.B. Safran, Schwefel und Lauge – ins Haar gezwungen. Man trug kleine Löckchen und schlichte Knoten, viele Goldtressen und Juwelennetze im Haar. Der Trend bei den Herren war ein rundgeschnittener Pagenkopf, der ihnen auch in fortgeschrittenem Alter etwas Jünglinghaftes verlieh.

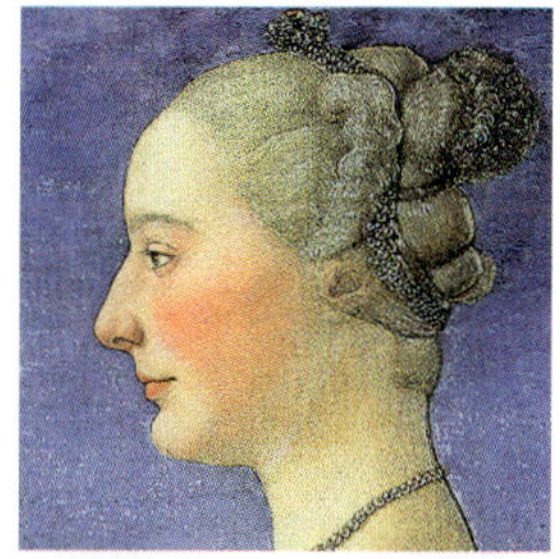

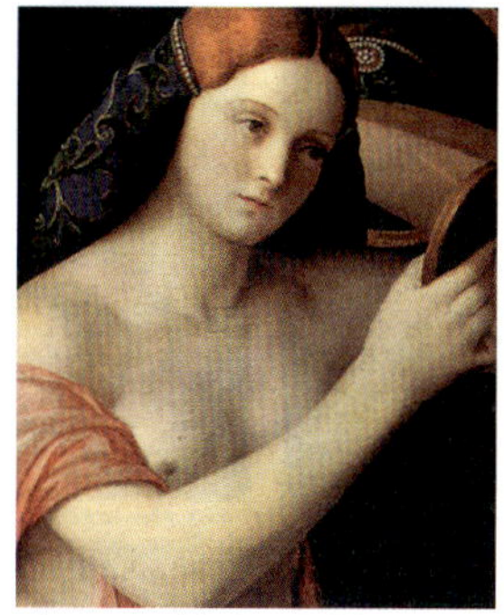

oben: Weibliches Bildnis, Antonio del Pollaiuolo, um 1475

unten: Junge Frau bei der Toilette, Giovanni Bellini, um 1515

Später setzte sich die Askese der spanischen und französischen Höfe durch. Steife Hochfrisuren über unbequemen Halskrausen waren in Adelskreisen Pflicht. Man toupierte das Haar über Drahtgestelle, plusterte es mit falschen Flechten auf und schmückte es mit Juwelen.

Von Kohlköpfen und Puderhaaren

Zur Zeit des Barock (1620-1715) liebte man verspielte Korkenzieher- und Ringellöckchen, und am Hofe Ludwig XIV. entzückten dessen Geliebte Madame de Montespan und ihre Damen mit unglaublichen Lockentuffs, die Spötter auch „Hurluberlu“, die Kohlkopffrisur, nannten. Die Perücken des Sonnenkönigs waren legendär und reichten oft bis zu den Hüften.

Kleine, weißgepuderte Köpfe aus eigenem oder falschem Haar bevorzugten die Damen des Rokoko

(1715-1800), während die Herren gepuderte Lockenperücken trugen. Selbst Kinder blieben von dieser Mode nicht verschont. Mit der Zeit wurden die Haaraufbauten immer höher und damit schwerer, und niemand konnte sich mehr allein frisieren: Die Hoch-Zeit des Barbierberufs brach an.

Stocklocken, Affenschaukeln und Chignons

Die Französische Revolution und das Empire (1790-1820) befreiten auch das Haar. Jetzt durfte es bei den Männern wieder frei fliegen oder wurde zum kurzen, gelockten „Tituskopf" bei den Frauen.
Die Löckchenmode hielt sich auch während des Biedermeiers (1820-1850). Sie ließ die Frauen brav, mädchenhaft und romantisch wirken – so wie es die Zeit wollte. Getragen wurde ausnahmslos langes, bevorzugt schwarzes Haar, das in Stock- und Korkenzieherlocken gedreht, auf dem Kopf zusammengesteckt und mit allerlei Blumen und Schleifen geschmückt wurde. Später setzten sich auch die sogenannten „Affenschaukeln" durch: um den Kopf hängende, hochgesteckte Zöpfe.
Bis zum Ende des 19. Jahrhunderts waren die Stocklocken sehr beliebt. Am französischen Hof trug man Mittelscheitel und einen tiefen Knoten (Chignon). Wem es an eigener Haarfülle mangelte, der bediente sich der zahlreichen Haarteile, die Friseure anboten. Sehr à la mode waren Gold- und Silberpuder für elegante Abendfrisuren. Rote und graue Haare waren – wie schon im Mittelalter – besonders unbeliebt und wurden rücksichtslos mit scharfen Mitteln gebleicht und gefärbt.

Marie Antoinette, Elisabeth Louise Vigée-Lebrun, 1780

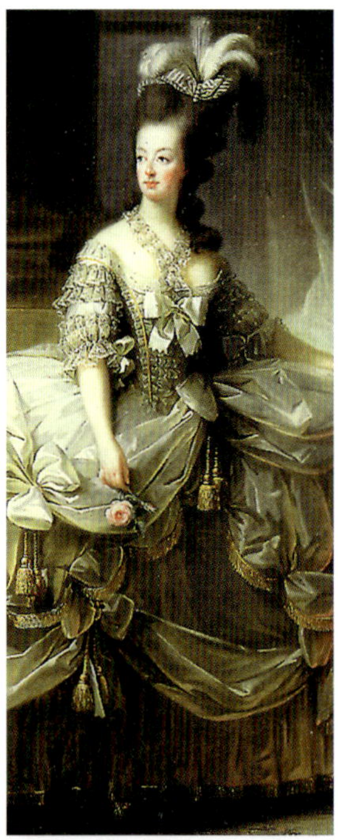

Das 20. Jahrhundert

Bis zu den wilden zwanziger Jahren trugen die Damen des jungen Jahrhunderts sittsame, locker aufgesteckte oder geflochtene Frisuren, die allerdings bei der sogenannnten Demimonde, der Halbwelt, um einiges gewagter waren. Zwei wichtige Erfindungen dieser Zeit waren das erste „Shampoon" auf Seifenbasis (1903) und der erste Haartrockner (1920).

Bubikopf und Heißwelle

Coco Chanel befreite die Frauen mit lockeren Strickensembles von den Korsetts, und die Erfindung des Bubikopfs ersparte ihnen das mühsame Flechten und Stecken. Die „goldenen Zwanziger" brachten jede Menge Umschwung – unter anderem die Heißwelle, mit der sich Haare zu dauerhaften Locken „kochen" ließen. Pech nur, wenn der Wellapparat mal zu heiß wurde, denn dann waren auch die Haare fürs erste hin.
In den Dreißigern wurden die Haare langsam wieder länger und fielen weich gelockt. Vorbilder waren Greta Garbo und Marlene Dietrich. Das erste ammoniakhaltige Blondierpulver kam 1931 auf den Markt und ermöglichte unglaubliche Variationen in blond. Sexgöttin Jean Harlow und später Marylin Monroe machten es vor.

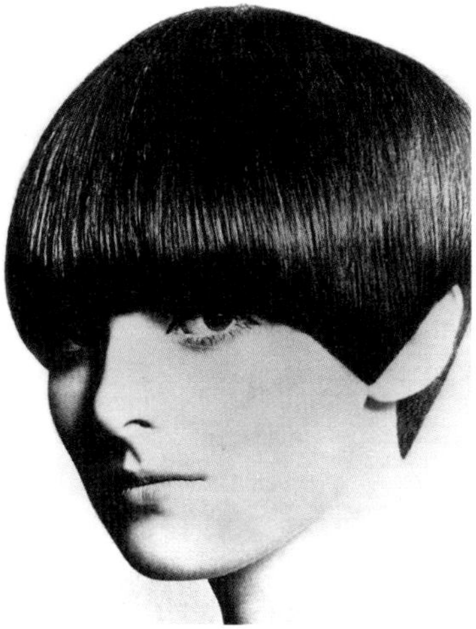

Der Fünf-Punkt-Schnitt von Vidal Sassoon

Im 2. Weltkrieg hatte man ganz andere Sorgen. Schönheitsmittel waren knapp, und man mußte auf Selbstgerührtes zurückgreifen. Zu dieser Zeit wurde die „Entwarnungsfrisur – alles nach oben" geboren: Sämtliche Haare wurden nach oben gebürstet, mit Kämmen gehalten und vorne zum Lockentuff gezupft. Gerne trugen die Frauen auch einen Schal, der – zum Turban geschlungen – einen gewissen Chic hatte.

Der Meister mit den Scherenhänden

In den 50er und 60er Jahren machten Toupierkamm und Haarspray Furore. Man orientierte sich an der Frisur der jungen persischen Kaiserin Farah Diba. Nichts durfte sich auf dem Kopf rühren, auch wenn es stürmte oder schneite. Neben dem betonartigen „Bienenkorb" gab es aber auch die locker-leichte Variante: Brigitte Bardot mit ihrem berühmten Pferdeschwanz, die Beatles mit ihren Pilzköpfen, Bill Haley mit der Brillantine-Locke und das Musical „Hair" als Trendsetter für den Afro-Look.

Das Jahr 1963 kam für die Haar-Stylisten einer Revolution gleich. Der kreative Engländer Vidal Sassoon befreite die Frauen von Toupierkamm und Lockenwicklern. Der pflegeleichte, geometrische Schnitt, der die Individualität jeder Kundin unterstreichen sollte, war sein Ziel. Er schnitt so, daß jedes einzelne Haar immer wieder locker und schwungvoll in die Ausgangsform zurückfiel. Seine geometrischen „Fünf-Punkt-Schnitte" mit klaren optischen Linien, die sich an fünf Punkten treffen, machten ihn berühmt. Inspiriert wurde Sassoon durch die Bauhaus-Architektur (1919-1933), die in Amerika als „new bauhaus" das Gesicht vieler Städte und Stadtteile prägte: „So wie eine gute Architektur die Ausstrahlung einer Stadt verbessern kann, so kann auch eine gute Frisur die Ausstrahlung eines Gesichts verschönern." Seit Sassoon ist ein perfekter Schnitt die Basis jeder guten Frisur.

Das Karussell dreht sich weiter

In den 70er, 80er und 90er Jahren waren wilde Blumenkinder-Mähnen, Locken auch für Männer (Minipli), Haarteile, Toupier-Frisuren, Punkerstacheln, rote Hennahaare und sanfte Fönfrisuren angesagt – jeder trug, was ihm gefiel. Neue Stylingprodukte forderten die eigene Kreativität heraus; einfach zu handhabende Haarfarben machten mehr aus jedem Typ.

Wie's weitergeht? Nun, das Gesetz der Mode lautet: Es kommt alles irgendwann wieder. Gerade erleben wir ein Revival der frühen 80er Jahre – mit schrillen Bonbonfarben, breiten Schulterpolstern und aufspringenden Außenrollen.

Die Autoren

Martin Wockenfuß

Martin Wockenfuß stammt aus Celle und wollte eigentlich Maskenbildner werden. Dafür war eine dreijährige Friseurlehre Pflicht. Und sie wurde zu seinem „Schicksal":

Nach einem Seminar bei Vidal Sassoon in London stand seine Entscheidung fest. Er wollte seine Leidenschaft für Haare zum Beruf machen. Nachdem er fünf Jahre lang im Sassoon-Salon in Hamburg gearbeitet hatte, machte er sich 1986 – mit 25 Jahren – mit seinem ersten Laden in Hamburg-Pöseldorf selbständig.

Heute sind der 38jährige Martin Wockenfuß und sein Geschäftspartner Stefan Walter weit über die Grenzen der Hansestadt bekannt. Ihr Salon ist – mitten in der Hamburger City – im 2. Stock eines Geschäftshauses zu finden. Nur eine dezente Tafel verweist auf diesen Ort der Ruhe, der nicht nur bei Prominenten als erstklassige Adresse gilt.

Monika Bückmann

Die Hamburger Autorin kam über Umwege zum Journalismus: Bankkauffrau, Einkäuferin für Mode, Geschäftsführerin bei Jil Sander, Model-Bookerin, Leiterin eines Fotostudios und Redakteurin bei Petra, Charme, Viva.

Seit 15 Jahren arbeitet Monika Bückmann als Freelancerin und schreibt vor allem über Beauty, Mode, Fitness und Gesundheit für viele bekannte Frauenzeitschriften.

„Haare schneiden" in Zusammenarbeit mit Martin Wockenfuß ist ihr zweites Sachbuch.